EXPOSITION UNIVERSELLE DE 1900.

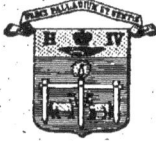

NOTICE

SUR LES TRAVAUX

D'ASSAINISSEMENT & D'EMBELLISSEMENT

DE LA VILLE DE PAU

PAR

M. LARREGAIN

INGÉNIEUR-VOYER

DIRECTEUR DES TRAVAUX DE LA VILLE

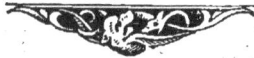

PAU

IMPRIMERIE-STÉRÉOTYPIE GARET, RUE DES CORDELIERS, II

J. EMPÉRAUGER, IMPRIMEUR

—

1900

EXPOSITION UNIVERSELLE DE 1900.

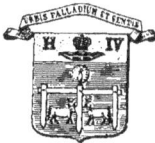

NOTICE

SUR LES TRAVAUX

D'ASSAINISSEMENT & D'EMBELLISSEMENT

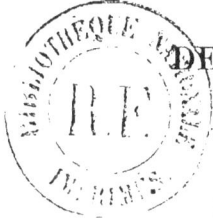

DE LA VILLE DE PAU

PAR

M. LARREGAIN

INGÉNIEUR-VOYER

DIRECTEUR DES TRAVAUX DE LA VILLE

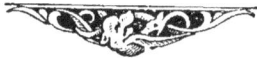

PAU

IMPRIMERIE-STÉRÉOTYPIE GARET, RUE DES CORDELIERS, 11

J. EMPÉRAUGER, IMPRIMEUR

—

1900

VILLE DE PAU

—◆—

ALIMENTATION HYDRAULIQUE, ASSAINISSEMENT
VOIRIE, PARCS, JARDINS & PROMENADES

—◆—

NOTICE

Commune de Pau.

Le territoire de la commune de Pau occupe un plateau situé sur la rive droite et à environ cinquante mètres au-dessus du thalweg de la vallée où coule le Gave de Pau. Il longe cette rivière sur une longueur de près de 3 kilomètres, et s'étend vers le Nord jusqu'aux landes du Pont-Long où se trouvent le Bois de Pau et l'Hippodrome.

L'altitude moyenne de ce plateau est de 224 mètres et sa superficie de 3.121 hectares.

Le recensement de 1896 a accusé une population totale de 33.012 habitants.

Les ruisseaux qui traversent le territoire de Pau coulent, comme le Gave, dans la direction de l'Est à l'Ouest, sous une pente moyenne de cinq millimètres par mètre.

Ville de Pau. — Situation générale.

La Ville est bâtie à l'extrémité Sud du plateau aux confluents des ruisseaux l'Ousse et le Hédas.

Autour de la Ville sont groupées de nombreuses villas qui s'étendent sur une zone de 2 à 3 kilomètres de largeur, mais nous nous proposons, dans la présente notice, de faire connaître la situation de la Ville proprement dite au point de vue de l'alimentation hydraulique, de l'assainissement, de la voirie, des parcs et jardins et des promenades.

La Ville agglomérée peut être considérée comme formée du polygone irrégulier dont les côtés sont déterminés :

Au Sud : Par l'Ousse, le Gave et la rue d'Etigny, route de Bayonne ;

A l'Est : Par les chemins de Batsalle et de Terrenègre ;

Au Nord : Par le Boulevard d'Alsace-Lorraine ;

A l'Ouest : Par la route de Bordeaux, le Cours Camou, le Grand Tour et la rue Mulot.

La surface de ce polygone est d'environ 271 hectares.

Elle se subdivise de la manière suivante :

	Surface occupée.	
Rues, Avenues, Boulevards..............		34 hect.
Places publiques dans l'intérieur de la Ville.	id.	17 —
Promenades, Jardins et Parcs publics.....	id.	38 —
Passages privés........................	id.	2 —
Propriétés bâties................	id.	50 —
Cours, Jardins et Parcs particuliers.......	id.	130 —
TOTAL comme ci-dessus..............		271 hect.

Les Rues, Avenues et Boulevards desservant la Ville sont au nombre de................................	112
Ils ont ensemble une longueur de.....................	27.872 m.
Le nombre de places publiques est de.................	20
En outre, 17 passages privés ont été créés, dans un but de spéculation, par des propriétaires de terrains ; leur longueur totale est de.............................	2.600 m.

En dehors des monuments et des établissements publics, la Ville comprend 2.297 maisons occupées par une population de 30.696 habitants, de manière qu'en moyenne chaque maison, avec ses dépendances bâties, couvre une surface de $\frac{50.000}{2.297} = 225$ mètres carrés, et abrite de 13 à 14 habitants.

Il résulte encore des renseignements qui précèdent que chaque habitant dispose d'une surface de terrain de 88 mètres carrés.

ALIMENTATION HYDRAULIQUE

Historique.

La question d'alimentation des villes en eau potable qui, à notre époque, prend une si grande importance, a reçu une solution à Pau depuis environ 34 ans.

Divers modes de canalisation furent étudiés et on s'arrêta définitivement à une distribution d'eau amenée par gravité.

On doit considérer cette solution comme des plus heureuses, car le système en vigueur offre le précieux avantage de fonctionner régulièrement, sans de grandes dépenses d'entretien, et de débarrasser le service de l'exploitation des nombreux aléas qui gênent les distributions des eaux élevées mécaniquement.

M. l'Ingénieur en chef Floucaud de Fourcroy conçut en 1860 le projet de distribuer en ville un volume de 40 litres d'eau par seconde emprunté à la source du Néez à Rébénacq, et il basa ses calculs sur la formule d'hydraulique donnée par de Prony, dont le coefficient est uniforme, quelles que soient les natures des parois des canaux où le débit s'effectue.

Mais au moment même où M. Floucaud de Fourcroy dressait son projet, des Ingénieurs français, MM. Darcy et Bazin recherchaient les causes qui pouvaient agir sur les débits des eaux dans les canaux. Des nombreuses expériences qu'ils avaient faites, ils déduisirent que les débits variaient dans de notables conditions et ils calculèrent les coefficients de dépense qu'il convient d'adopter suivant qu'on agisse sur des canaux à parois très unies, unies, peu unies ou en terre.

C'est ainsi que M. Monnet, successeur de M. Floucaud de Fourcroy, fut en mesure, en appliquant les nouvelles formules qui font encore autorité, d'étudier un projet tel que, sans augmentations sensibles des sections et par conséquent sans notable accroissement de dépense, on pouvait amener 70 litres par seconde, volume presque double de celui qui avait été prévu.

Tout fut donc combiné pour verser 6.000 mètres cubes d'eau par 24 heures, soit 200 litres par jour et par habitant en comptant sur une population de 30.000 âmes.

Les principales dispositions adoptées furent les suivantes :

Canal d'amenée.

L'eau prise à l'Œil du Néez à Rébénacq est déversée dans un bassin en maçonnerie de moellons et de pierre de taille d'une superficie de 9 mètres carrés disposé pour le jaugeage.

En sortant de ce bassin, dont l'altitude est de 305 mètres, l'eau traverse le ruisseau le Houndernatz au moyen d'une canalisation en fonte pour rejoindre immédiatement après la route nationale n° 134 bis.

A partir de ce point, à l'exception de cinq siphons en fonte, la conduite se compose d'un canal en béton de forme rectangulaire avec couverseaux en arc de cercle.

La conduite libre longe la route nationale et le Néez jusqu'au village de Rébénacq qu'elle traverse et gagne ensuite les coteaux du versant droit du vallon du Néez jusqu'à la hauteur de Guindalos.

Elle se subdivise en trois parties suivant les pentes sous lesquelles s'écoulent les eaux :

La première s'étend de la source au village de Rébénacq, sur une longueur d'environ 2 kilomètres, suivant une pente moyenne de $0^m,010$ par mètre, réduite au minimum

de 0^m,007 sur une petite distance. A son extrémité elle est
à l'altitude de 282 mètres. La section donnée au canal est
de 0^m,25 de large sur 0^m,20 de haut, pouvant débiter
70 litres par seconde.

La deuxième partie, d'une longueur aussi d'environ
2 kilomètres, descend suivant une pente de 0^m,001 par
mètre et atteint à son extrémité l'altitude de 280 mètres.
La section du canal, calculée pour un débit de 70 litres,
est de 0^m,40 de largeur et de 0^m,24 de hauteur.

Enfin la troisième section se développe sur une longueur
de près de 19 kilomètres en suivant les replis des coteaux,
sous une pente de 0^m,002 par mètre qui lui permet d'atteindre le réservoir de Guindalos à l'altitude de 240 mètres.
La vitesse augmentant, la section du canal fut réduite à
0^m,34 de largeur et à 0^m,24 de hauteur.

Dans le parcours on rencontre cinq vallons étroits et
profonds qui ont été traversés par des siphons en fonte de
0^m,37 de diamètre, de manière à ne pas contourner ces
creux du terrain, ce qui aurait considérablement augmenté
la longueur de la conduite libre.

Le radier et les piédroits du canal sont surmontés de
couverseaux en arc de cercle de 0^m,08 de flèche. Le tout est
en béton de mortier de ciment Portland qui aurait dû avoir
une épaisseur uniforme de huit centimètres. On avait aussi
prévu que les conduites seraient posées dans des tranchées
et recouvertes d'une hauteur de terre de un mètre environ.

La conduite libre amène les eaux jusqu'au pavillon de
jaugeage et au réservoir de Guindalos.

Pavillon de jaugeage et Réservoir de Guindalos.

Le pavillon de jaugeage de Guindalos est composé d'un
bassin disposé identiquement comme celui de Rébénacq.

Le réservoir affecte la forme d'un rectangle d'une longueur de 32 mètres dans œuvre et d'une largeur totale

de 16^m,60. Il est divisé en trois compartiments par deux murs de refend percés de 26 portes cintrées de 1 mètre de large sur 2 mètres de haut. Ainsi le réservoir se compose de 3 arches mises en communication par 26 ouvertures. Chacune de ces arches a une longueur de 32 mètres ; les piédroits ont une hauteur de 2 mètres, et les voûtes, en plein cintre, un rayon de 2^m,50. L'eau atteint au maximum dans le réservoir une hauteur de 4 mètres ; à ce niveau, c'est-à-dire au niveau du trop plein, dont l'altitude est de 240 mètres, le réservoir contient très exactement un volume de 1.827^{mc},194 d'eau.

Le radier est composé d'un massif de béton de 0^m,40 d'épaisseur ; les piédroits et les voûtes sont construits en maçonnerie de galets, de moellons et de pierre de taille. Enfin les parements vus de toutes les maçonneries sont recouverts d'un enduit au mortier de ciment qui leur assure une complète étanchéité.

Le réservoir, adossé contre un coteau, est limité de ce côté par un mur de faible épaisseur — 1 mètre — parce que, retenu par les terres, il n'a qu'un faible effort à supporter. Du côté opposé, le mur d'enceinte a une épaisseur de 3 mètres au niveau des naissances des voûtes de recouvrement.

Conduite forcée pour distribution de l'eau.

A partir de Guindalos, l'eau a été distribuée en ville par des conduites forcées en fonte.

Les dispositions étaient prises pour que la canalisation principale fut alimentée soit directement par les eaux venant de la conduite libre, soit par les eaux venant du réservoir. Cette canalisation a 0^m,325 de diamètre. Elle prend l'eau à l'altitude de 240 mètres, passe par le pont de Jurançon à l'altitude de 174 mètres, aboutit à la place Gramont — cote 198 mètres — où elle se divise en deux branches, Sud et Nord, de 0^m,250 de diamètre, lesquelles se rejoignent à l'origine de la rue Porte Neuve — cote 212 mètres, — pour reprendre la canalisation de 0ᵐ,325 qui se termine route de Tarbes à la hauteur du chemin des Allées, à l'altitude 215 mètres.

Sur ces conduites maîtresses sont branchés dans les diverses rues de la Ville des tuyaux en fonte de 0,162, 0,108, 0,081 et 0,067 de diamètre et des tuyaux plus petits en plomb aboutissant aux fontaines, lavoirs, bouches d'arrosage et d'incendie, abreuvoirs, etc.

Tout cet ensemble constituait un réseau d'alimentation hydraulique calculé pour distribuer en ville un volume de 6.000 mètres cubes d'eau par jour.

Résultats obtenus.

Les travaux furent terminés en 1865 ; l'inauguration de la conduite eut lieu à cette époque et les résultats obtenus furent d'abord conformes à ceux qu'on s'était proposé d'atteindre, mais ils allèrent s'affaiblissant de plus en plus, et il ne pouvait en être autrement, parce que l'ensemble des ouvrages avait fait l'objet d'un marché à forfait où tous les imprévus, même les indemnités de terrain, étaient mis à la charge de l'entrepreneur. En effet, appelé à donner son avis sur cette question qui préoccupait à juste titre l'Administration municipale, M. Lancelin, Inspecteur Général des Ponts et Chaussées, adressa le 18 Juin 1880 une lettre à M. le Maire de Pau dans laquelle il s'exprimait ainsi :

« Les marchés à forfait réussissent rarement, les imprévus ne » peuvent être compensés que par des malfaçons. C'est ce qui est » arrivé pour la distribution d'eau de Pau. Les ouvrages métalliques » ont été convenablement traités, mais la conduite en béton a été » manquée complètement.

» Elle devait être composée de pièces moulées, mais les couver-» seaux seuls ont été fabriqués dans des moules où le béton, bien » comprimé, forme une masse pleine et compacte. L'entrepreneur a » construit sur place le radier et les piédroits. Une épaisseur de 0ᵐ,08

» seulement exigeait une exécution très soignée. L'ouvrage, livré au
» rabais à des mains inhabiles, a été négligé. Le béton, criblé de
» cavités, laisse perdre l'eau de la conduite et laisse entrer, en temps
» de pluie, des eaux sauvages qui s'infiltrent dans les remblais
» argileux de la tranchée et s'y chargent de boue. Des racines
» d'arbres s'introduisent par les fissures, développent dans l'eau
» ces abondantes chevelures qu'on appelle des queues de renard et
» la conduite se trouve obstruée. Elle n'a pas été non plus établie
» sur une pente très régulière. Certaines parties forment cuvette et
» l'eau jaillit à travers les joints mal fermés des couverseaux. »

Tous ces défauts donnèrent lieu à des réclamations qui
firent l'objet d'un long procès terminé par un arrêt du
Conseil d'État en date du 13 Décembre 1878 condamnant
les héritiers de l'entrepreneur à payer à la Ville une
indemnité de 57.225 fr. 71, somme à laquelle des experts
avaient évalué les réparations à faire à la conduite libre.
Cependant celle-ci n'avait jamais cessé de fonctionner, mais
au lieu de fournir 70 litres par seconde, elle n'en débitait
que 44, d'après un jaugeage fait avec soin le 8 Mai 1875 à
l'entrée du réservoir de Guindalos. Encore le principal
inconvénient, c'est que l'eau se troublait en temps d'orage
et beaucoup de personnes, ne voulant pas en boire, en-
voyaient chercher l'eau aux puits et fontaines anciennes
alimentées par les sources traversant le sous-sol de la Ville.

Recherche de la solution à prendre.

Cette situation ne pouvait être maintenue ; on dut
prendre une résolution.

On posa d'abord la question de savoir s'il ne serait pas
prudent d'abandonner les coteaux et de suivre la route de
Rébénacq à Guindalos en établissant une conduite libre de
3 kilomètres de longueur à la sortie du village de Rébénacq
et un siphon en fonte de 11 kilomètres pour gagner le
réservoir de Guindalos. Mais la dépense prévue, 476.000 fr.,
parut élevée.

D'ailleurs, malgré les réparations devenues nécessaires, la conduite libre représentait une valeur qu'on pouvait utiliser. M. l'Inspecteur Général Lancelin fut d'avis de profiter des réparations indiquées par les experts, qui consistaient à découvrir la conduite d'un bout à l'autre pour s'assurer qu'aucune défectuosité ne resterait inaperçue et à appliquer un enduit au mortier de ciment sur le radier et sur les piédroits, pour élever les murettes au moyen de trois couches de petites briques de forme spéciale, bien cuites et hourdées au mortier de ciment, de manière à porter à 0^m,36 la hauteur des piédroits qui n'était que de 0^m,24.

En même temps que le Conseil municipal était saisi du rapport de M. Lancelin, il recevait des propositions de la Compagnie Générale des Eaux qui envoya sur les lieux un de ses Ingénieurs. Celui-ci se rendit à Rébénacq, étudia la conduite, vit quels étaient les besoins et les ressources de la Ville et proposa une association entre celle-ci et la Compagnie Générale des Eaux pour la reconstruction et l'exploitation de la conduite hydraulique.

Avant de prendre une détermination définitive, le Conseil municipal examina avec soin la question et se rendit compte, après une réponse qu'il avait provoquée, que la Compagnie interprétait à son avantage exclusif les clauses paraissant douteuses. Dans ces conditions, la Municipalité considéra comme un devoir de demander à M. Gay, Ingénieur en chef du département des Basses-Pyrénées, successeur de M. Lancelin, son opinion sur la question pendante.

M. Gay, devenu comme M. Lancelin Inspecteur Général des Ponts et Chaussées, avait une compétence spéciale, parce qu'avant d'être nommé à Pau il avait eu souvent à s'occuper des conduites d'eau. Cet Ingénieur distingué voulut bien rédiger un rapport qu'il adressa à M. le Maire le 5 Juillet 1881 dans lequel, au sujet de la proposition faite

par la Compagnie Générale des Eaux, on lit les lignes
suivantes :

« Avant d'entrer dans l'examen du projet de traité, je n'hésite pas
» à déclarer que je ne connais aucune circonstance où il soit avan-
» tageux d'abandonner à une Compagnie la gestion d'un service
» municipal aussi important que celui des eaux. Les motifs de mon
» opinion peuvent se résumer comme il suit :
» 1° Les besoins particuliers des habitants seront toujours moins
» satisfaits par une association ayant un intérêt pécuniaire que par
» une Municipalité élue par la population et absolument désin-
» téressée ;
» 2° Le service général de la salubrité ne fera, en aucune manière,
» l'objet des préoccupations de la Compagnie, qui n'y donnera
» satisfaction que d'une manière inconsciente et comme conséquence
» fortuite des mesures prises dans un but différent ;
» 3° Tous les projets qu'une Compagnie peut rédiger et exécuter
» peuvent être réalisés directement par la Municipalité ; tous les
» procédés d'organisation qu'une Compagnie peut mettre en œuvre
» sont à la disposition d'une Municipalité. La seule différence qui
» distingue ces deux administrations réside dans le montant de la
» dépense, qui, en définitive, sort intégralement de la bourse des
» habitants. Tandis que la Compagnie, indépendamment des frais
» réels, doit prélever un certain bénéfice pour ses actionnaires, il
» n'en est pas de même de la Municipalité qui n'a aucun dividende
» à distribuer à personne ;
» 4° La Commune ne sortirait d'un marché à forfait que pour
» entrer dans un autre. »

M. Gay examina le projet de contrat proposé par la
Compagnie et fit les critiques que ce document lui paraissait suggérer. Il examina aussi tous les modes de canalisation qu'on pouvait adopter, et finalement conclut, comme
M. Lancelin, qu'il y avait lieu de remettre la conduite
actuelle en bon état et d'assurer le meilleur fonctionnement
possible de la distribution intérieure.

Le rapport de M. Gay jetait une lumière toute nouvelle
sur l'affaire. Il fut adopté par le Conseil municipal, qui,
dans sa séance du 2 Septembre 1881, décida la réparation
de la conduite libre de Rébénacq à Guindalos, conformément aux plans et sur les indications de M. Lancelin.

Pleins pouvoirs furent donnés à M. Gay soit pour dresser le cahier des charges et le devis, soit pour désigner le personnel chargé de la surveillance et de l'exécution, soit enfin pour régler la marche des travaux.

Réfection de la conduite libre.

Les travaux commencèrent en 1882. Ils eurent pour premier objet la construction de regards visitables échelonnés le long de la conduite et établis sur les ravins traversés par celle-ci. Ces regards, au nombre de 18, sont en maçonnerie de brique, avec des couronnements en pierre de taille sur lesquels des portes en tôle ont été scellées pour donner accès aux regards. Ceux-ci ont été disposés de façon que, selon les nécessités, on peut faire couler l'eau dans la canalisation ou la détourner dans les ravins qui la conduisent au ruisseau le Néez.

Il était indispensable d'interrompre le cours de l'eau pendant l'exécution des travaux de réfection de la conduite, notamment pendant la pose de l'enduit, et il convenait que l'interruption se fît le plus près des chantiers. C'est cette raison qui motiva la construction des regards visitables grâce auxquels les points où l'eau était arrêtée ne se trouvaient jamais à une distance des travaux supérieure à 1.000 mètres.

Ensuite on fit des expériences pour rechercher le mode de réfection de la conduite qui réunissait les meilleures conditions, soit au point de vue de l'efficacité du travail, soit au point de vue de l'économie.

Des déblais furent pratiqués dans le bois de Bosdarros, dont le sol est essentiellement argileux. On constata la présence de nombreuses fissures et même des cassures assez importantes de la conduite provoquées par le glissement du terrain.

Les murettes furent élevées au moyen de trois briques,

façon Bourgogne, juxtaposées et reliées au mortier de ciment Portland ; un enduit au mortier de ciment demi-prompt fut appliqué sur le radier et contre les murettes ; enfin les couverseaux furent replacés sur lits de mortier de ciment après qu'on eut rejeté ceux qui étaient défectueux.

Parallèlement à ce travail, on refit une partie de la conduite en exhaussant les murettes avec du béton au mortier de ciment de $0^m,08$ d'épaisseur, moulé et bien comprimé, mis en place sur une couche de $0^m,01$ de mortier de ciment appliqué sur les anciennes murettes. Les enduits et la repose des couverseaux furent faits comme précédemment.

Ce dernier système donna un bon résultat, tout en réalisant une notable économie sur le second. Il fut adopté et les travaux furent soumis à une adjudication publique.

Ainsi qu'on l'avait constaté, les murettes n'avaient pas leur épaisseur normale de $0^m,08$; quelquefois cette épaisseur se réduisait à $0^m,04$ et $0^m,06$, d'autres fois elle dépassait $0^m,08$. En tout cas, il était difficile dans l'état où se trouvaient les choses, de donner une stabilité suffisante à l'exhaussement des murettes qui devait être de $0^m,15$. Il fut alors décidé que des contre-murettes de $0^m,10$ d'épaisseur seraient établies contre les piédroits extérieurs de la conduite. Mais, par mesure d'économie, ces contre-murettes furent exécutées en béton de mortier de chaux hydraulique.

Les travaux se composèrent de trois chantiers :

Le premier procéda aux déblais et à l'enlèvement des couverseaux ;

Le deuxième fut chargé de l'exhaussement des murettes, travail qui exigea pendant son exécution que le volume de l'eau fût réduit d'un tiers. Ce même chantier fit l'application de l'enduit au mortier de ciment demi-prompt par des longueurs d'environ 100 mètres chaque fois. La conduite alors était mise à sec pendant deux ou trois heures, temps

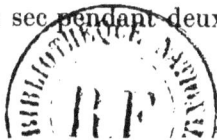

nécessaire pour que la prise du ciment permît à l'enduit de résister au courant.

Le troisième chantier replaçait les couverseaux en les jointoyant au mortier de ciment et les remblais de la tranchée n'étaient faits qu'après avoir essayé les joints des couverseaux en arrêtant l'eau pour exercer une légère pression sur la conduite.

Au bois de Bosdarros, la canalisation libre contourne un long ravin au bout duquel des éboulements importants se produisirent. Il fallut dès lors renoncer à réparer la conduite en ce point où elle formait une boucle de 531 mètres et on la remplaça par un siphon en fonte de 173 mètres de longueur qui franchit le thalweg du ravin.

Il suit de là qu'actuellement la conduite libre a une longueur de 21.332 mètres, que les conduites intercalées en fonte, au nombre de 7, ont une longueur de 1.044 mètres, soit ensemble une canalisation de 22.376 mètres.

Les travaux ont été exécutés dans trois campagnes : 1883, 1884 et 1885. Ils ont eu pour effet de donner aux trois types différents de la conduite libre les dimensions suivantes :

Première Section... $0^m,25$ de largeur et.. $0^m,36$ de hauteur.
Deuxième Section.. $0^m,45$ de largeur et.. $0^m,40$ de hauteur.
Troisième Section.. $0^m,34$ de largeur et.. $0^m,40$ de hauteur.

Dans ces conditions, la conduite pouvait débiter plus de 70 litres et, en effet, on a obtenu un débit de 103 litres par seconde, même avec les siphons existants, en exhaussant les murettes en amont des siphons pour augmenter la charge d'eau.

Insuffisance des conduites de distribution en Ville.

Après avoir obtenu ce résultat, les conduites de distribution en ville devinrent insuffisantes. Cette insuffisance fut mise en évidence par deux expériences faites en Mai 1887.

Première expérience. — Toutes bouches d'arrosage, toutes fontaines, en général tous les orifices donnant sur la voie publique fermés, on mesura : 1° le volume d'eau amené par la conduite libre ; 2° le volume d'eau absorbé par les conduites de la Ville ; 3° le volume d'eau non utilisé en ville.

Les constatations faites toutes les deux heures donnèrent les résultats ci-après :

1° Volume d'eau amené au réservoir de Guindalos
   par la conduite libre...................... 103 lit. 95 par seconde.
2° Volume maxima utilisé en ville à 10 h. matin. 53 lit. 05   id.
3° Volume minima non utilisé en ville à 10 h. mat. 50 lit. 90   id.
4° Volume minima utilisé en ville de 2 à 4 h. mat. 46 lit. 38.
5° Volume maxima non utilisé en ville de 2 à
   4 h. du matin............................... 57 lit. 57.

Pendant cette première expérience, la hauteur piézométrique atteignait dans la conduite la cote 225 mètres, de sorte que l'eau n'arrivait pas tout à fait aux étages les plus élevés du haut quartier de la Ville et encore le volume absorbé était-il à peine supérieur à la moitié de celui amené par la conduite libre.

Deuxième expérience. — Toutes les bouches d'arrosage, toutes les fontaines et tous les orifices donnant sur la voie publique ouverts, on procéda aux mêmes mesurages que précédemment.

Les résultats obtenus indiquèrent que le volume amené par seconde au réservoir de Guindalos était toujours de 103^{lit},95, que le volume utilisé en ville par seconde était de 65^{lit},88 au commencement de l'expérience et qu'il avait augmenté d'une manière constante pour atteindre après 24 heures le volume de 69^{lit},52.

Pendant l'expérience, on constata que l'eau ne montait aux étages supérieurs que dans la Basse-Ville ; ailleurs, suivant l'altitude du sol, elle montait aux premiers étages, ou s'arrêtait au rez-de-chaussée et les fontaines jaillissantes de la rue Bellocq, de la rue Porte-Neuve et de la place St-Louis de Gonzague tarirent.

Par conséquent, tous les orifices de la voie publique ouverts, on n'absorbait à peu près que les deux tiers du volume de la conduite d'amenée et l'eau n'arrivait pas en pression aux maisons.

Ces deux expériences démontrèrent donc, d'une manière irréfutable, l'insuffisance des conduites de la Ville.

Complément des conduites de distribution en Ville.

Dès ce moment le complément des conduites de distribution s'imposait et le problème à résoudre consistait dans l'utilisation de tout le volume amené au bassin de Guindalos, en distribuant l'eau de manière à ce que la pression permît l'alimentation des étages supérieurs du haut quartier de la Ville.

Un projet fut dressé en 1890 par MM. les Ingénieurs Thérel et Proszynski. On y tint compte des moyens propres à la distribution de tout le volume d'eau avec pertes de charge minima, et en supposant un développement prochain des quartiers peu peuplés.

Les travaux exécutés en 1891 se sont composés d'abord d'une conduite principale de $0^m,350$ de diamètre partant du bassin de Guindalos et aboutissant aux 7 Cantons. Sur cette conduite ont été branchées deux conduites de $0^m,250$ de diamètre empruntant : l'une la rue Carnot pour alimenter l'ancien branchement Nord, l'autre la rue Serviez pour alimenter l'ancien branchement Sud. Des conduites de $0^m,200$, de $0^m,150$, de $0^m,100$, de $0^m,080$ et de $0^m,060$ ont complété un système de distribution d'eau qui, combiné avec les anciennes conduites, forme un réseau maillé où l'on rencontre peu de conduites en cul de sac, lesquelles d'ailleurs tendent à disparaître.

En marche normale, l'eau est en pression de deux atmosphères à l'Avenue Thiers, c'est-à-dire au haut quartier de la Ville agglomérée. En ce point la hauteur piézométrique est de 234 mètres. La perte de charge est donc de 6 mètres.

Les conduites en fonte sont à cordon et emboîtement avec joints en plomb. Cependant des joints à brides ont été employés pour assurer une rigidité parfaite aux branchements des canalisations et aux raccordements des divers organes.

Le nettoiement des conduites s'opère au moyen de trente-six dispositifs de décharge placés aux points bas des canalisations. Ils se composent chacun d'un manchon à tubulure tangente de 0m,040 qui porte un robinet à boisseau sous bouche à clef et qui est prolongé par un tuyau aboutissant à l'égout. Chaque dispositif est manœuvré une fois par mois.

Une ventouse de 0m,10 de diamètre a été placée sur chacune des deux conduites maîtresses de 0m,350 et de 0m,325 au sommet de la partie déclive du coteau de Guindalos. Elles servent d'une manière efficace à l'échappement de l'air introduit dans la canalisation et ont, par leur présence, fait disparaître les formidables coups de bélier qui se produisaient toutes les fois que les conduites, après avoir été vidées pour une cause quelconque, étaient remises en eau.

Tous les efforts ont tendu vers la dispersion de l'eau et on est arrivé à Pau à réaliser le principe préconisé par les hygiénistes qui consiste à fournir le moyen « *de faire* » *couler un filet liquide pur partout où s'ouvre un orifice* » *destiné à l'évacuation des substances insalubres* ».

2.

Longueur des Canalisations de distribution.

La longueur totale des conduites de distribution est de 45.291 mètres.

Dans la Ville agglomérée elle est de 33.606 mètres, se décomposant de la manière suivante :

Conduite de $0^m,350$ de diamètre... longueur... 936 mèt.

Id.	de $0^m,325$	Id.	...	Id.	... 1.040 —
Id.	de $0^m,250$	Id.	...	Id.	... 3.454 —
Id.	de $0^m,200$	Id.	..	Id.	... 206 —
Id.	de $0^m,162$	Id.	...	Id.	... 434 —
Id.	de $0^m,150$	Id.	...	Id.	... 2.124 —
Id.	de $0^m,108$	Id.	...	Id.	... 2.118 —
Id.	de $0^m,100$	Id.	...	Id.	... 2.752 —
Id.	de $0^m,081$	Id.	...	Id.	... 3.828 —
Id.	de $0^m,080$	Id.	...	Id.	... 2.292 —
Id.	de $0^m,067$	Id.	...	Id.	... 7.452 —
Id.	de $0^m,060$	Id.	...	Id.	... 3.790 —
Id.	de $0^m,041$	Id.	...	Id.	... 1.326 —
Id.	de $0^m,040$	Id.	...	Id.	... 1.854 —

LONGUEUR ÉGALE........ 33.606 mèt.

Organes divers pour usages publics.

Les divers organes de la distribution d'eau pour usages publics sont les suivants :

Bornes-fontaines au nombre de...................... 94
Bouches d'arrosage ou d'incendie au nombre de........ 234
Effets d'eau d'urinoirs au nombre de.................. 23
Abreuvoirs et lavoirs au nombre de. 9

Usages particuliers.

L'eau est concédée aux particuliers par évaluation à débit libre pour les concessions domestiques et au compteur pour les concessions industrielles.

Le prix de vente se compose d'abord d'une prime fixe

annuelle de 12 fr. pour chaque concession, puis d'une redevance de 4 fr. l'hectolitre consommé chaque jour pendant un an pour les concessions domestiques et de 2 fr. 50 l'hectolitre par jour et par an dépensé pour les concessions industrielles. Les compteurs sont fournis par les concessionnaires, mais ils sont entretenus par la Ville qui perçoit des tarifs variant en raison inverse des calibres des compteurs.

Le nombre des branchements pour concessions à débit libre est de 795 donnant droit à une consommation d'eau évaluée à 6.596 hectolitres par jour ; mais elle est largement dépassée, notamment en été.

Le nombre de branchements au compteur est de 279 donnant un débit total de 4.039 hectolitres par jour.

Le nombre de concessions est donc de 1.074, qui correspond presque à la moitié des maisons situées dans la Ville agglomérée, et le volume de l'eau concédée est de 1.063 mètres cubes, atteignant à peine le 1/8 du volume amené au bassin de Guindalos, lequel est d'environ 8.640 mètres cubes par jour.

Dépenses.

Les conduites d'amenée, le réservoir, les conduites forcées et tous les organes de la distribution d'eau de la Ville ont donné lieu à une dépense totale de 1.441.000 fr., se répartissant de la manière suivante :

Premier projet : prix forfaitaire.	760.000 fr.
Réfection de la conduite d'amenée.	250.000
Complément des conduites de distribution en ville..	208.000
Divers agrandissements des conduites et augmentation du nombre des organes de distribution...	223.000
Total égal.	1.441.000 fr.

ASSAINISSEMENT

Pau est une des premières villes qui aient été dotées du système d'assainissement par le principe du « tout à l'égout ».

C'est, en effet, en 1873 que fut conçu le projet de couverture du ruisseau le Hédas destiné à devenir le collecteur principal, bien que, avant cette époque, la canalisation de ce cours d'eau eût reçu un commencement d'exécution ; mais à vrai dire le principe ne fut définitivement appliqué qu'à la fin de l'année 1880, époque à laquelle furent terminés les égouts des rues du bassin du Hédas.

Cependant l'accroissement de la Ville continuait dans de larges proportions et les travaux exécutés en 1880 ne tardèrent pas à devenir insuffisants. De nombreuses constructions furent élevées sur des terrains dépendant des bassins des ruisseaux le Coudères et le Laherrère, et leur position topographique ne permettait pas d'assurer leur assainissement par le déversement du « tout à l'égout ».

On créa donc, au point de vue de la salubrité publique, un état de choses défectueux qui ne devait pas échapper à la vigilance de l'autorité municipale. Aussi M. le Maire et MM. les Conseillers municipaux se sont empressés d'inscrire dans leur programme des travaux à exécuter l'extension des égouts au quartier Nord de la Ville.

On ne pouvait, ainsi qu'on l'avait fait pour le Hédas, se servir comme collecteur des ruisseaux le Coudères et le Laherrère, parce que ces cours d'eau, après avoir pris naissance dans la commune de Pau, traversent les territoires des communes de Billère et de Lons, et ont leur embouchure au Gave à quatre kilomètres de la limite de Pau.

Dans ces circonstances, il était plus avantageux de faire converger les eaux du plateau occupé par les nouvelles constructions vers le collecteur le Hédas au moyen d'une canalisation souterraine traversant la Haute-Plante, point de partage des eaux du Hédas d'une part, et des ruisseaux le Coudères et le Laherrère d'autre part.

La situation topographique de la ville de Pau indique en effet la présence de trois bassins différents pour l'écoulement naturel des eaux.

Au Sud : l'Ousse et le Gave.

Au Centre : le Hédas.

Au Nord : le Coudères et le Laherrère.

La partie tributaire du Gave et de l'Ousse comprend la Basse-Ville et le flanc à pente rapide du plateau sur lequel se développe la Ville.

Le Hédas, ravin profond traversant ce plateau, était le collecteur tout indiqué pour le centre de la Ville, car on pouvait facilement y amener, par des canalisations convenablement disposées, toutes les eaux de l'agglomération urbaine. D'un autre côté, le vallonnement produit par le bassin du Coudères et du Laherrère, qui fait incliner vers le Nord la partie septentrionale de l'agglomération, ne présentait pas une profondeur suffisante pour qu'il fût impossible de recueillir les eaux des rues et des maisons qui y sont établies dans un égout qui les conduisit au Hédas.

Le Hédas couvert entre la rue Bellocq et le pont du Château, sur la rue Marca, constituait un collecteur satisfaisant, mais il n'en était plus de même dans la partie comprise entre le pont du Château et le canal dit des usines Heïd. A partir de ce pont, le Hédas couvert présentait, à peu d'intervalle, deux chutes de 2 mètres et de 4 mètres soumises à une dégradation persistante d'autant plus dangereuse que l'inspection des lieux n'y était pas possible. De plus, le collecteur, très irrégulier, n'était pas visitable et l'on était obligé de marcher dans l'eau sale de l'égout en se baissant, la hauteur n'étant pas suffisante pour le passage d'un homme sous la maison Heïd et se trouvant réduite à 0ᵐ,70 à la traversée de la rue des Ponts.

On ne pouvait admettre que l'organe essentiel d'évacuation des eaux de la Ville présentât dans sa partie la plus importante des variations de section qui en rendaient la visite et l'entretien presque impossibles, avec cette circonstance qu'étant très insuffisantes pour l'écoulement des eaux du Hédas, elles devaient l'être davantage lorsque les eaux du bassin des ruisseaux Coudères et Laherrère se déverseraient dans le collecteur.

Il fallut donc renoncer à faire usage comme collecteur général des égouts de la Ville de la partie du Hédas en aval du pont du Château et on construisit un égout nouveau pouvant satisfaire aux conditions principales que nous allons exposer.

Collecteur général.

Construit en 1896, ce collecteur prend naissance au Hédas couvert en amont de la première chute, près du pont du Château, traverse en souterrain la Basse-Plante, la place Mulot, la prairie Nord du Parc, longe la route de Bayonne et se jette, après avoir franchi la butte du Parc, dans le canal dit des usines Heïd au droit du pont établi sous la voie ferrée pour déverser directement au Gave les eaux des crues du Hédas.

La pente longitudinale est variable, mais au minimum elle a 0ᵐ,0077 par mètre, et, condition essentielle, le collecteur présente à son débouché au canal une chute précédée d'une pente rapide grâce à laquelle les eaux sales prennent l'élan suffisant pour tomber au milieu du courant des eaux propres et se diluer immédiatement dans un volume constant et minimum de six mètres cubes par seconde.

Le profil en travers adopté a été emprunté aux types

n°s 6 et 6bis des égouts de Paris, donnés dans l'album annexé à l'ouvrage de M. l'Inspecteur Général Belgrand. Il comprend pour l'écoulement des eaux ordinaires et même pour celles des pluies moyennes une cuvette de 0^{m^2},962 de section.

La visite et l'entretien du collecteur sont assurés au moyen d'une banquette de 0^m,60 de largeur sur laquelle on peut aisément circuler. La calotte en plein cintre de 2^m,50 de diamètre a la même dimension que celle du Hédas couvert, et la distance de 1 mètre entre le niveau des naissances de la voûte et le dessus des banquettes a été adoptée pour assurer le passage libre d'un homme de taille ordinaire. La hauteur de la banquette est de 0^m,60 ; enfin le radier forme une cuvette en arc de cercle de 0^m,10 de flèche.

Dans ces conditions, en appliquant les formules d'hydraulique ordinaires et en considérant comme parois unies celles du Collecteur, on obtient pour les sections libres, sous la pente minimum de 0,0077 par mètre, les résultats suivants :

1° L'eau étant au niveau de la banquette :

Section mouillée	0^{m^2},962
Vitesse	3^m, 55
Débit par seconde	3^{m^3},40

2° L'eau atteignant la naissance de la voûte :

Section mouillée	3^{m^2},329
Vitesse	4^m, 80
Débit par seconde	16^{m^3},80

Le Collecteur est destiné à écouler les eaux provenant des bassins du Hédas, du Coudères et du Laherrère sur lesquels la Ville est bâtie. Celle-ci occupe dans le bassin du Hédas une superficie d'environ.......... 150 hect.

Celle du Coudères et du Laherrère est de.... 40 —

ENSEMBLE........ 190 hect.

Il s'en suit que, la voûte restant libre, le Collecteur peut débiter les pluies donnant par hectare et par seconde un volume de 88 litres. Or la plus forte pluie relevée à Pau date du 25 Mai 1888 ; elle a duré de 2 à 3 heures après-midi et a produit 32 millimètres de hauteur d'eau constatée au pluviomètre, ce qui donne par hectare et par seconde un volume de 88^{lit},88.

Les parois du Collecteur sont construites de manière à résister aux vitesses d'affouillement qu'elles ont exceptionnellement à supporter. Elles sont formées par des moellons assisés en grès calcalifères inaltérables rejointoyés au mortier de ciment sur 0,03 d'épaisseur. La cuvette jusqu'à la hauteur de la banquette comporte un parement bien uni, afin que les matières charriées par l'égout en eaux ordinaires ne demeurent pas accrochées. Une chape en mortier de ciment de 0^m,03 d'épaisseur règne sur l'extrados de la voûte.

Le Collecteur est établi sur le poudingue et sur la marne très dure essentiellement calcaire ; cependant on a rencontré à la Place Mulot et aux abords, sur une longueur d'environ 100 mètres, une poche de terrain de diluvium formé par une argile molle qui créa de sérieuses difficultés lors de l'établissement du tunnel dans lequel l'égout a été construit.

En ce point le radier s'appuie sur une voûte de 0^m,50 d'épaisseur à la clef en arc de cercle, composée de moellons assisés. Cette voûte repose sur le terrain naturel, elle renforce le radier et constitue un mode de fondation qui assure la stabilité de l'ouvrage, car on n'aperçoit aucune trace de fissure dans les maçonneries après trois années de leur existence.

Le Collecteur offre une complète étanchéité jusqu'aux naissances de la voûte et nous avons vu que sa section et sa pente minimum sont très suffisantes pour écouler les eaux des plus violents orages. Il répond donc à toutes les conditions voulues pour un bon fonctionnement.

Ajoutons que l'accès dans l'égout se fait au moyen de cinq regards dans lesquels des étriers en fer ont été scellés pour faciliter ·la descente des personnes.

Hédas couvert. — Collecteur.

Le ruisseau le Hédas est formé des eaux qui prennent naissance sur le plateau situé à l'Est de Pau. Il se compose en arrivant en ville de deux branches se réunissant à la hauteur de la rue Bellocq, et c'est à partir de cette jonction que le Hédas a été canalisé et couvert pour servir de Collecteur principal à la Ville agglomérée.

Le radier est construit en dalles de grès inaltérables rejointoyées au mortier de ciment, ce qui permet, en raison aussi de sa pente rapide — 0^m,016 par mètre — d'écouler rapidement les eaux. Un marchepied en pierre de taille, de 0^m,60 de largeur et de 0^m,35 de hauteur, est établi au milieu du radier pour la circulation des ouvriers chargés des travaux d'entretien.

Les piédroits sont construits en maçonnerie de galets avec rangées de libages. La voûte en plein cintre est également formée de voussoirs en maçonnerie de galets séparés par des assises de libages de 0^m,08 d'épaisseur. L'intrados de la voûte et les parements intérieurs des piédroits sont recouverts d'un crépi en mortier de chaux fait au champ de la truelle et une chape de 0^m,025 d'épaisseur règne sur l'extrados de la voûte.

L'égout présente deux sections : la première s'étend depuis l'origine, à la rue Bellocq, jusqu'à la rue Samonzet, sur environ le quart de la longueur totale. Elle est formée d'une voûte en plein cintre de 2 mètres de diamètre, ayant une épaisseur de 0^m,35 à la clef et de 0^m,60 aux naissances. Du dessous de la clef au-dessus du marchepied la hauteur est de 1^m,75.

La deuxième section se continue jusqu'au pont du Château

à la rue Marca. Elle est également formée d'une voûte en plein cintre avec des dimensions un peu plus grandes ; son diamètre est de 2^m,5o, l'épaisseur à la clef de o^m,4o et aux naissances de o^m,65. La hauteur entre la clef de la voûte et le marchepied est de 1^m,85.

Dans la deuxième section la surface de l'égout au niveau de la banquette est de o^{m²},792 et aux naissances de la voûte de 3^{m²},o42 ; mais les eaux n'atteignent jamais ce dernier point et les plus forts orages ne dépassent pas de o^m,53 le dessus de la banquette. Dans ces conditions on obtient, d'après les formules de l'hydraulique, les résultats ci-après :

Section mouillée......................	2^{m²},367.
Périmètre mouillé....................	5^m, 216.
Vitesse..........	6^m, 07.
Débit par seconde....................	14^{m³}, 37.

Ainsi donc, soit au point de vue de l'étanchéité, soit au point de vue de l'écoulement des eaux, l'égout offre les conditions désirables pour un bon fonctionnement.

On accède au marchepied du Collecteur au moyen de 15 regards de visite équidistants entre eux et échelonnés sur toute la longueur de la voûte.

Égouts ordinaires. — Bassin du Hédas.

Les égouts ordinaires construits dans le bassin du Hédas sont en béton de mortier de ciment composé d'une partie en volume de ciment Portland, de deux parties de sable et de quatre parties de graviers. Ils affectent une forme ovoïde et se subdivisent en trois types.

Le premier type, qui est visitable, comprend la presque totalité des égouts. Il se compose d'une cuvette en arc de cercle de o^m,o8 de flèche et de o^m,5o de corde, de deux piédroits et d'une voûte en plein cintre. Sa hauteur totale de 1^m,75 permet à un homme de taille au-dessus de la moyenne de circuler librement ; la largeur à la panse est de 1 mètre, ainsi que le diamètre de la voûte. L'épaisseur du béton est de 0^m,17. La cuvette et les piédroits sont recouverts d'un enduit en mortier de ciment formant des parois lisses pour faciliter l'écoulement des eaux.

On accède aux égouts au moyen de regards de visite assez nombreux et distancés au maximum de 60 mètres entre eux.

Les égouts visitables sont placés au moins à 3^m,20 au-dessous des chaussées, de manière à assurer l'assainissement du sous-sol des maisons. La pente minimum adoptée est de 0^m,005 par mètre.

Le deuxième type est utilisé pour les cheminées des chutes. Il est aussi construit en béton de mortier de ciment. La hauteur est de 0^m,70 ; la largeur de la cuvette de 0^m,33, celle à la panse et le diamètre de la voûte de 0^m,60. Le béton a une épaisseur de 0^m,12.

Enfin le troisième type constitue sous la voie publique les canalisations des maisons branchées aux égouts. Exécuté également en béton de mortier de ciment, il mesure une hauteur de 0^m,50, une largeur de cuvette de 0^m,22, une largeur à la panse de 0^m,40 et une voûte de 0^m,40 de diamètre. Le béton, d'une épaisseur de 0^m,10, a ses parois intérieures couvertes d'un enduit au mortier de ciment.

Le sol sur lequel la ville de Pau est édifiée se compose généralement d'un terrain argilo-sablonneux compact et très résistant qui, par conséquent, exerce une faible pression sur les égouts.

Au début, l'occlusion destinée à empêcher l'air vicié de l'égout de s'élever dans les tuyaux de chute était obtenue au moyen de simples clapets et d'appareils Rogier-Motte, système défectueux qu'on a remplacé par des siphons ou coupe-air hydraulique dont nous parlerons plus loin.

Égouts du quartier Nord de la Ville.

L'extension du réseau à la partie Nord de la Ville a été faite pendant les campagnes d'été de 1897-1898 et 1899. Ce réseau se compose de deux types d'égouts visitables et de tuyaux en grès vernissés avec appareils de chasse.

Collecteur.

Il prend son origine dans le bassin des ruisseaux le Coudères et le Laherrère au boulevard d'Alsace-Lorraine, à la hauteur du passage Brascou, se poursuit le long du Boulevard jusqu'à la rue de Bordeu qu'il emprunte, passe devant la place du Forail, suit les rues Bourbaki, de Ségure, la rue de Bordeaux, traverse la Haute-Plante et se soude à l'égout visitable de la rue Marca, lequel se déverse lui-même au Collecteur général près le pont du Château.

Les pentes du Collecteur sont les suivantes :

$0^m,01$ par mètre sur une longueur de...... 267 mètres.
$0^m,0057$ id.   id.   de...... $571^m,56$.
$0^m,0055$ id.   id.   de...... $171^m,30$.
$0^m,005$ id.   id.   de...... $634^m,05$.

La forme ovoïde a été adoptée pour faciliter l'écoulement des eaux et on a donné au Collecteur une hauteur de $1^m,75$ avec une largeur à la base de $0^m,60$ et de 1 mètre à la panse. La voûte a également un diamètre de 1 mètre.

Une heureuse modification a été apportée dans la forme de la cuvette ; à l'arc de cercle on a substitué une section demi-circulaire, de chaque côté de laquelle on a placé des banquettes de $0^m,15$ de largeur, qui facilitent la circulation en temps sec, parce qu'alors la cuvette forme un lit mineur suffisant pour l'écoulement des eaux des maisons. En effet, la population que l'égout doit desservir peut être évaluée à 7.000 habitants ; la quantité d'eau distribuée par habitant pendant les 2/3 de la journée (de 6 heures du matin à 10 heures du soir) étant de 200 litres, le débit du Collecteur sera de $\frac{0^{m3},200 \times 7.000}{57.600}$ = 0^{m3},024 litres. Or la section de la cuvette est de 0^{m2},0707 et son rayon moyen de 0,15. Sous la pente minima de 0^m,005 par mètre et en prenant le coefficient de Bazin — parois en terre — puisqu'il s'agit de liquides visqueux, le débit de la cuvette est donné par la formule

$$Q = 0,0707 \sqrt{\tfrac{0,15 \times 0,005}{0,002613}} = 0^{m3},037 \text{ litres,}$$

très supérieur au débit ordinaire calculé ci-dessus.

L'égout a été construit en béton de mortier de ciment, et bien que dans les égouts du bassin du Hédas on n'ait donné au béton que 0^m,17 d'épaisseur et que ces égouts aient fort convenablement résisté, on a, sur la recommandation de M. Eyriaud des Vergnes, Inspecteur Général des Ponts et Chaussées, porté à 0^m,20 l'épaisseur du béton pour le Collecteur du quartier Nord. Un enduit au mortier de ciment a été appliqué sur toute la surface de la cuvette et des piédroits jusqu'à la naissance de la voûte, de manière à obtenir des parois bien lisses pouvant aider à l'écoulement rapide des eaux.

Les traversées de la Haute-Plante, de la rue de Ségure et le passage de quelques rues ont été exécutés en souterrain à cause de la grande profondeur de l'égout, du voisinage des maisons et de la commodité de la circulation. — Par suite de la difficulté où l'on se trouvait pour pilonner dans de bonnes conditions le béton de la voûte et même des piédroits dans les parties en tunnel, on a renoncé au béton qui n'a été employé que pour la confection du radier, de la cuvette et des banquettes. Les piédroits et la voûte ont été faits en maçonnerie de libages en grès calcaires rejointoyés au mortier de ciment, et une épaisseur de 0^m,30 a été donnée à cette maçonnerie.

La section mouillée de l'égout jusqu'au niveau des naissances de la voûte est de.............. $1^{mq},1215,$
le périmètre mouillé de............... $3^m,07,$
la pente minimum de................ $0^m,005$ par mètre.

En admettant le coefficient des parois unies, les formules de l'hydraulique donnent pour l'écoulement des eaux lorsqu'elles atteignent la naissance de la voûte du Collecteur :

$$Q = 1^m,1215 \sqrt{\tfrac{0,37 \times 0,005}{0,000226}} = 3^{m3},20,$$

ce qui correspond pour la Ville agglomérée dans le bassin des ruisseaux le Coudères et le Laherrère, d'une superficie de 40 hectares, à un débit, par hectare et par seconde, de 80 litres, volume qui atteint presque celui de 88 litres donné par les plus forts orages. On voit donc que lorsque ces orages se produiront, les eaux ne dépasseront pas de beaucoup les naissances de la voûte.

Le nombre de regards de descente à l'égout est de six. Deux se composent uniquement d'une cheminée munie d'étriers en fer et quatre se composent de cette cheminée suivie d'un certain nombre de marches pratiquées dans une galerie perpendiculaire à l'égout et qui permettent d'y accéder. Cette dernière disposition a dû être prise à cause de la profondeur de l'égout au-dessous du sol, laquelle atteint à la Haute-Plante $8^m,55$. La profondeur minimum est de 4 mètres.

En outre, on a établi, entre l'origine de l'égout et la Haute-Plante, douze regards de visite et d'aération distancés entre eux de 75 mètres.

Deuxième type d'Égout visitable.

Le premier projet des travaux pour l'extension du réseau d'égouts à la partie Nord de la Ville ne comportait comme égout visitable que le Collecteur dont nous venons de parler. Tous les autres étaient prévus en tuyaux de grès vernissés.

Ce mode de canalisation fut critiqué par M. l'Inspecteur général Eyriaud des Vergnes qui estima que les tuyaux en poterie vernissée pour les petits égouts constituait une solution économique et satisfaisante, mais il pensait que si l'on voulait débarrasser l'exploitation d'un réseau ainsi formé de sujétions onéreuses, il importait que chaque égout fût rectiligne, d'un diamètre constant et qu'il ne présentât ni coude, même arrondi en courbe, ni rencontre à angle droit avec un autre égout en tuyaux. En conséquence, il conseilla de substituer des égouts visitables à un certain nombre de ceux prévus en tuyaux vernissés.

Il fut tenu compte des observations fondées produites par M. Eyriaud des Vergnes et c'est ainsi que des égouts visitables du type n° 2 furent établis dans les rues et avenues principales dont les directions étaient à peu près perpendiculaires à celles des rues empruntées par le Collecteur.

Le type n° 2 qui a été adopté est formé de béton de ciment moulé de 0^m,15 d'épaisseur avec enduit au mortier de ciment. Sa hauteur est de 1^m,20, sa largeur à la panse et le diamètre de la voûte de 0^m,80. La cuvette est en arc de cercle de 0^m,40 de corde et de 0^m,06 de flèche. La base du radier est horizontale, sa largeur est de 0^m,50 et son épaisseur minimum de 0^m,15.

Les dimensions de cet égout suffisent pour l'écoulement des eaux des plus grands orages ; elles suffisent aussi pour qu'on puisse y pénétrer en s'abaissant. Mais pour que les ouvriers chargés de la visite et du nettoyage des galeries n'éprouvent pas un trop grand surcroît de fatigue, des regards de visite ont été ménagés à chaque 40 mètres de distance, ce qui permet aux ouvriers de quitter la position inclinée pour reprendre fréquemment la position normale.

Les raccordements sont construits avec le type n° 2 et au moyen de courbes de 5 mètres de rayon, de sorte qu'il est toujours facile de visiter la tête des tuyaux vernissés à leur jonction avec les égouts visitables.

Égouts en tuyaux vernissés.

Les dispositions prises sont telles que tous les égouts en tuyaux vernissés sont rigoureusement rectilignes et qu'ils ont de faibles longueurs, 160 mètres en moyenne. Ces égouts, dont les diamètres ont respectivement $0^m,38$, $0^m,3o$ et $0^m,25$, forment des sections calculées suivant les pentes sous lesquelles elles actionnent, pour débiter les plus grandes pluies qu'on a supposé pouvoir produire un débit de 42 litres par hectare et par seconde. Ce débit d'ailleurs résulterait, ce qui n'arrive pas à Pau, d'une pluie maximum de $0^{m3},125$ par seconde et par hectare, correspondant à une averse de 20 minutes de durée donnant une hauteur totale de pluie tombée égale à 15 millimètres, et en admettant que cette pluie, se produisant sur tout le bassin versant d'un égout, met pour y parvenir trois fois la durée de sa chute, coefficient employé pour les calculs d'égouts à Paris où la surface bâtie, qui s'égoutte le plus vite, occupe une partie bien plus grande de la surface totale que celle qui nous occupe.

Des regards de visite permettant de descendre à l'égout ont été placés à tous les 40 mètres de distance. La communication aux égouts en tuyaux vernissés des branchements particuliers est faite au moyen de tuyaux de $0^m,15$ de diamètre, munis de siphons et tombant en chute dans les égouts.

Les eaux venant des voies publiques passent dans des gargouilles où des paniers ramasse-bouc empêchent l'introduction des corps solides de trop grandes dimensions.

Toutes les précautions ont donc été prises pour empêcher les obstructions ; elles seraient d'ailleurs facilement enlevées s'il s'en produisait.

Les tuyaux ont été choisis bien imperméables, vernis au sel et inattaquables aux acides, de forme parfaitement circulaire, avec des emboîtements d'au moins 0^m,03 de longueur.

Ils ont été posés avec le plus grand soin : ainsi lorsque la fouille avait atteint la profondeur voulue, on en nivelait le fond suivant la pente indiquée, et on répandait sur toute la largeur de la tranchée une couche de sable fin de 0^m,10 d'épaisseur moyenne, soigneusement damée, de telle sorte que les tuyaux portent bien par tous les points sur l'assiette qui les reçoit.

Une fois posés les tuyaux ont été nivelés et on s'est assuré que la pente imposée était exactement suivie.

Les joints ont été faits au mortier de ciment (parties égales de ciment et de sable fin) suivant une épaisseur uniforme sur toute la circonférence. Ils ont été bien remplis et parfaitement lissés de manière à éviter toute fuite et à faire disparaître les aspérités pouvant occasionner l'encrassement des tuyaux et l'obstruction des canalisations.

Du reste, celles-ci ont été soumises à des épreuves par l'eau et l'autorisation de remblayer les fouilles n'a été accordée que lorsque les épreuves avaient démontré qu'il n'existait aucune trace de fuite, si petite fût-elle.

Appareils de chasse.

Ces appareils sont en fonte et proviennent des usines des inventeurs Geneste-Herscher et Cie. Le nombre total est de 31, dont 5 se trouvent en dehors de la Ville agglomérée. Les 26 restant se décomposent, savoir :

Pour égouts visitables...........................	4
Pour égouts en tuyaux à double départ..........	4
— — à simple départ..........	18
TOTAL............	26

3.

Le type AD a été adopté. Exceptionnellement, lorsque la profondeur de l'égout n'était pas suffisante, on a employé le type ND à cloche basse. Ces types sont décrits dans le catalogue de la maison Geneste-Herscher et Cⁱᵉ. Ils sont munis d'un tube barostatique à l'intérieur du siphon dont la buse d'écoulement est reliée à la canalisation.

Les appareils sont placés dans des réservoirs d'une capacité de 2^{m}³,90 pour ceux qui desservent des égouts visitables et de 1^{m}³,60 pour ceux qui servent au nettoiement des égouts en tuyaux.

Les réservoirs eux-mêmes sont alimentés par les eaux de la canalisation hydraulique au moyen de robinets d'un débit suffisant pour remplir dans 20 minutes les réservoirs des égouts en tuyaux, mais l'expérience a démontré que 20 chasses par jour suffisent pour le nettoiement des égouts. La dépense en eau pour chaque appareil est par conséquent de 32 mètres cubes par 24 heures, et les robinets ont été jaugés de manière à produire ce volume.

On peut compter aussi une dépense de 32 mètres cubes pour les appareils des égouts visitables, ce qui fait que les chasses automatiques pour le nettoiement des égouts donnent lieu à une consommation de $31 \times 32 = 992$ mètres cubes d'eau par jour provenant uniquement de l'alimentation hydraulique de la Ville.

Les appareils de chasse mettent une minute à vider le réservoir : la vitesse d'écoulement est ainsi de 54 litres par seconde.

Branchements particuliers.

Les branchements des maisons particulières sont mis en communication avec l'égout en observant les règles imposées par un arrêté municipal du 7 Septembre 1874 qui prescrit à chaque propriétaire de construire dans son immeuble un égout, en matériaux de même nature que ceux employés par la Ville, pour conduire les matières fécales,

les eaux ménagères et la plus grande partie des eaux pluviales de sa propriété dans l'égout public. Les tuyaux de descente dans les maisons doivent être en fonte et munis d'un siphon entre l'égout et l'orifice le plus rapproché de l'égout. Tous les cabinets d'éviers doivent être munis d'un appareil inodore, mis en communication avec un tuyau d'évent débouchant à l'extérieur à un niveau supérieur au dessus des lucarnes les plus élevées du toit.

Curage et ventilation des Égouts.

Les eaux de la conduite hydraulique et celles des sources du plateau de Pau fournissent en temps de sécheresse un volume minimum de 285 litres avec une vitesse de $1^m,67$ par seconde, soit par jour 24.624 mètres cubes qui assurent le nettoiement des égouts.

A ce débit viennent s'ajouter les eaux pluviales qui produisent des chasses énergiques et assez souvent répétées, de sorte que dans leur ensemble les égouts se maintiennent dans un état convenable de propreté. Néanmoins sur le dixième environ de leur longueur totale, on rencontre des points morts, notamment à l'origine des égouts où les eaux ne peuvent entraîner les matières. Ces points sont curés avec soin par les égoutiers qui poussent jusqu'aux limites d'action des chasses les dépôts qui sont ensuite charriés par les eaux, et le nettoiement est ainsi complété sans qu'il soit nécessaire de faire sortir de l'égout les matières excrémentielles.

La ventilation se fait au moyen des nombreux tuyaux d'évent des immeubles particuliers et par les regards de visite qu'on laisse ouverts près des endroits où les ouvriers travaillent. L'odeur des égouts est alors très supportable et l'atmosphère demeure parfaitement respirable.

Le service des égouts est fait par un égoutier, un aide égoutier et deux ou trois ouvriers auxiliaires employés presque en permanence.

Le travail ne consiste pas uniquement à faire disparaître les matières et les détritus qui se trouvent dans les égouts, il a surtout pour effet :

1° De réparer les radiers fréquemment usés par les efforts qu'ils supportent, de manière à assurer la conservation et l'étanchéité des égouts ;

2° De tenir en bon état les appareils de chasse.

L'égoutier doit donc ajouter à ses fonctions les qualités d'un ouvrier habile sachant manipuler le ciment dans l'eau et connaître très bien les organes des appareils de chasse qu'il doit faire fonctionner. L'égoutier actuel est actif. Dressé par le service de la voirie il exécute avec intelligence et dévouement tous les travaux, souvent même difficiles, qui lui sont confiés.

Longueur des Égouts et Dépenses.

Pour 27.900 mètres de développement de rues dans la partie agglomérée, le réseau des égouts mesure une longueur totale de 25.564 mètres qui se subdivise de la manière suivante :

Collecteur général............................	666	mèt.
Collecteur principal (Hédas couvert)..........	1.240	—
Égouts visitables, bassin du Hédas............	16.824	—
Id. Collecteur quartier Nord....	1.644	—
Id. Type N° 2..................	1.864	—
Tuyaux en grès vernissés de 0^m,38 de diamètre.	264	—
Id. de 0^m,30 Id.	2.126	—
Id. de 0^m,25 Id.	936	—
ENSEMBLE...	25.564	mèt.

On dispose donc à Pau d'égouts où l'on jette aussi bien les matières fécales, les eaux vannes, les eaux ménagères et les eaux pluviales ; de cette façon les maisons sont immédiatement et complètement débarrassées des résidus organiques et les matières fermentescibles ne séjournent point dans l'égout ni dans les tuyaux de chute. On a dès lors appliqué un système du « tout à l'égout » qui assure la salubrité publique.

Dépenses.

Les dépenses faites pour atteindre ce but s'élèvent à la somme de 1.647.000 francs et se décomposent comme il suit :

Collecteur général......................	247.000 fr.
Collecteur principal....................	113.000
Égouts dans le bassin du Hédas.........	930.000
Égouts du quartier Nord de la Ville.....	357.000
TOTAL ÉGAL.......	1.647.000 fr.

VOIRIE

Nombre de Rues, Avenues et Boulevards.

La Ville agglomérée est desservie par 112 rues, avenues
et boulevards.

Leurs longueurs, leurs largeurs et leurs surfaces.

Dans l'ancienne Ville se trouvent 65 rues, dont 13 ont
des largeurs de 6 mètres et au-dessous, mais la plupart
des voies varient entre 7 et 10 mètres, et quelques-unes
ont des largeurs supérieures à 10 mètres. Le plan des
alignements des anciennes rues fut approuvé par ordonnance
royale du 4 Février 1845.

Depuis cette époque, 57 nouvelles voies ont été ouvertes.
Tout d'abord elles furent établies suivant des largeurs
de 10 mètres au minimum et en 1863 le Conseil Municipal
admit en principe que les rues à créer auraient autant que
possible une largeur de 12 mètres. Quelques avenues et
boulevards ont été récemment percés ; on leur a donné des
largeurs de 16 à 20 mètres.

Toutes les voies de la Ville ont fait l'objet de plans
d'alignements régulièrement approuvés.

Dans leur ensemble ces voies se décomposent de la manière suivante :

	NOMBRE	LONGUEURS totales.	SURFACES
Rues de 6ᵐ de largeur et au-dessous.	13	1.204ᵐ	6.094ᵐ²
Rues de 7ᵐ à 7ᵐ,95 de largeur.....	7	1.132	8.122
Rues de 8ᵐ à 8ᵐ,95 id.	13	2.520	20.383
Rues de 9ᵐ à 9ᵐ,95 id.	11	2.508	22.752
Rues de 10ᵐ à 10ᵐ,95 id.	29	6.516	65.192
Rues de 11ᵐ à 11ᵐ,95 id.	8	2.124	23.662
Rues de 12ᵐ à 12ᵐ,95 id.	13	3.872	46.522
Rues de 13ᵐ à 13ᵐ,95 id.	4	888	11.544
Rues de 14ᵐ à 14ᵐ,95 id.	3	1.400	19.600
Rues de 15ᵐ à 15ᵐ,95 id.	2	568	8.730
Rues de 16ᵐ à 20ᵐ id. et au-dessus.	9	5.140	104.944
Totaux.....	112	27.872ᵐ	337.545ᵐ²

Chaussées en général.

Autrefois les rues de la Ville étaient pavées au moyen de galets roulés provenant du Gave de Pau, mais les faibles dimensions et les formes défectueuses des galets ne permettaient pas d'établir des chaussées convenables. On dut renoncer à l'emploi de ces matériaux pour les nouvelles voies et on fut même obligé de dépaver les anciennes rues pour y exécuter des chaussées d'empierrement. Il ne reste plus que dix rues où la chaussée soit en pavés roulés et chaque année on procède à leur transformation, de sorte qu'avant longtemps il n'existera plus à Pau aucune voie en cailloux roulés du Gave.

En 1855, l'Administration des Ponts et Chaussées fit construire, dans certaines rues faisant partie de la route nationale n° 117, un pavage dit à l'Alsacienne, se composant de gros galets que l'on avait équarris sur toutes leurs faces. Ce pavage donna d'abord un résultat satisfaisant, mais lorsque l'usure des galets devint trop importante, l'entretien de la chaussée fut difficile et coûteux, par suite de la difficulté que l'on rencontrait pour approvisionner en assez grande quantité des galets de dimensions suffisantes.

On renonça donc au pavage à l'Alsacienne et la transformation de cette chaussée fit l'objet d'un projet dont les travaux furent exécutés pendant les années 1893-1894-1895. Ils eurent pour effet de macadamiser la voie sur une longueur de 438m,6o et d'établir un pavage d'échantillons en grès calcaires sur une longueur de 392m,3o.

Passages pour piétons.

A titre d'essai, la Ville a fait aussi exécuter, sur une longueur de 4o mètres, un pavage en grès calcaires ; mais ce mode de pavage n'a été maintenu et employé que pour les passages destinés aux piétons dans la traversée des rues. Ces passages sont notamment établis en prolongement des trottoirs dont ils forment la continuation.

Chaussées d'empierrement. — Entretien.

Les rues de la Ville, à part quelques rares exceptions, sont macadamisées. Les chaussées d'empierrement sont établies entre deux caniveaux pavés et ces derniers bordent les trottoirs qui règnent de chaque côté des rues.

La surface des voies charretières en empierrement ou en pavés est de 193.995m².

La construction et l'entretien des chaussées en macadam sont faits au moyen de cailloux cassés de nature silicéo-calcaire extraits des grèves du Gave de Pau. Ces matériaux sont d'assez bonne qualité, mais malheureusement ils n'offrent pas un degré suffisant d'homogénéité dans leur résistance à l'usure par frottement. Les calcaires et les granits tendres s'usent plus rapidement que les cailloux siliceux et quartzeux, de sorte que des rugosités se manifestent bien vite dans les rues où les voitures aux allures rapides sont nombreuses. Cet inconvénient a été corrigé par l'emploi, dans ces rues, de graviers ronds de deux à quatre centimètres qui constituent des chaussées unies et roulantes et que l'on tient en bon état, à la condition de les maintenir dans un état de faible humidité, de manière à ne laisser se produire aucune désagrégation.

Les travaux d'entretien et de construction des chaussées empierrées sont exécutés par quatre cantonniers spéciaux, à qui on adjoint le nombre d'ouvriers auxiliaires que comporte l'importance des ouvrages à faire.

Les travaux d'entretien et de construction des chaussées et des passages pavés sont soumis à l'adjudication publique.

Le système d'emplois généraux cylindrés a été adopté depuis quelques années. Les emplois béton sont utilisés pour le petit entretien.

La traction animale a été jusqu'à présent utilisée pour le roulement du cylindre, dont le poids, à charge complète, est de 6.500 ^{kg} et la compression de 1 mètre cube de cailloux cassés a nécessité en moyenne l'emploi de 4 tonnes kilométriques. Il est probable que, dorénavant, on se servira d'un cylindre de 12 à 14 tonnes mu par la vapeur pour les travaux de construction et d'entretien des chaussées empierrées.

Nettoiement.

Le nettoiement des voies publiques est fait par 24 cantonniers attachés au service de la voirie urbaine, auxquels on adjoint des balayeuses au nombre de 84. Le balayage de toutes les voies est terminé chaque matin deux heures après le lever du soleil et l'enlèvement des immondices, ainsi que des débris des ménages, est complètement effectué par un entrepreneur du nettoiement de la Ville deux heures après l'achèvement du balayage. Le système en usage présente un double avantage : le premier d'avoir tous les matins la Ville nettoyée et purgée de toutes espèces d'immondices et de gadoues, le second de procurer à des femmes d'ouvriers un salaire quotidien de 0ᶠ 50 sans qu'elles soient gênées dans l'exécution des autres travaux qu'elles doivent faire dans la journée. Aussi l'emploi de balayeuse du matin est fort sollicité.

Dans le courant de la journée, les 24 cantonniers continuent en temps ordinaire le balayage des rues et transportent au moyen de petits camions à bras le produit de ce balayage aux dépôts de la Ville. Chaque matin ce produit est enlevé par l'entrepreneur du nettoiement.

Ébouage.

Lors des temps humides, les cantonniers, aidés du nombre d'ouvriers auxiliaires que nécessitent les travaux à exécuter, procèdent à l'ébouage des chaussées, concurremment avec deux chars éboueurs traînés chacun par deux chevaux. Les boues sont en grande partie rejetées dans les égouts après avoir été suffisamment liquéfiées et diluées dans un volume d'eau important emprunté à la canalisation hydraulique. Les boues qui ne peuvent être déversées dans les égouts sont enlevées et transportées hors ville au moyen de chariots spéciaux traînés par des chevaux.

· Les eaux de pluie et d'orages sont rapidement écoulées dans les égouts grâce aux pentes naturelles des voies et en raison des nombreuses bouches sous trottoirs qui, en Ville, sont au nombre de 347.

Arrosage.

On procède pendant les sécheresses à d'abondants arrosages des chaussées. Les voies excentriques sont arrosées au moyen de quatre tonneaux à traction animale. L'arrosage des rues dans l'intérieur de la Ville est fait par les cantonniers avec des tonneaux à bras d'une contenance moyenne de 250 litres.

Les chaussées sont arrosées deux fois par jour et on dépense pour cet arrosage un volume de 276.360 litres d'eau puisés dans les organes de l'alimentation hydraulique. L'arrosage quotidien d'un mètre carré de chaussée nécessite l'emploi de 1^{lit},42 d'eau.

Nettoiement des Places publiques.

Chaque année on inscrit au budget de la Ville sous la rubrique « *Ateliers de Charité* » un crédit qui sert au payement du salaire d'ouvriers vieux et infirmes que l'on emploie à des travaux n'exigeant pas une grande dépense de force. Ces ouvriers sont notamment employés au balayage et au nettoiement des places publiques et des marchés.

Caniveaux pavés.

Les chaussées empierrées sont bordées de caniveaux pavés qui, formant rigoles, servent à l'écoulement des eaux.

Quelques caniveaux sont construits avec des pavés d'échantillon en grès, d'autres avec des cailloux équarris, mais la plupart sont formés de pavés en galets roulés. La surface totale des caniveaux est de 31.973^{m2}.

Trottoirs.

A l'exception des 13 rues où la largeur ne dépasse pas 6 mètres, toutes les voies de la Ville possèdent des trottoirs. Leur surface totale est de 111.567^{m2}, se décomposant de la manière suivante :

Trottoirs avec bordure en pierre de taille et dallage en grès calcaire, en bitume ou en pavés de granit artificiel : surface....	75.848^{m2}
Trottoirs sablés avec bordures en dalles : surface.......	35.719
SURFACE TOTALE.........	111.567^{m2}

Primitivement on se servait de dalles de grès calcaires des carrières d'Arros d'une épaisseur de 0^m,06 à 0^m,08 pour le dallage des trottoirs. Les bordures, en pierre de taille, avaient une largeur de 0m,12 et une hauteur de 0m,45.

Depuis longtemps on a abandonné les dalles qui se délitaient ou qui se cassaient facilement et on a adopté pour le dallage des trottoirs le bitume ou les pavés de granit artificiel.

Le dallage en bitume se compose d'une plate-forme en béton de chaux hydraulique recouverte d'un enduit au mortier de chaux, sur lequel on dispose une couche de mastic asphaltique de 0m,015 d'épaisseur. Le bitume et l'asphalte proviennent des mines de Seyssel et du Pont du Château. Ils sont fournis soit par la Compagnie Générale des Asphaltes de France, soit par la Société des mines de bitume et d'asphalte du Centre.

Le dallage en carreaux céramiques est fait au moyen de pavés en granit artificiel de l'usine et du four Pozzy à Canéjan (Gironde). Ces pavés sont posés sur une couche de béton de 0,05, recouverte d'un enduit au mortier de chaux hydraulique qu'on fait refluer entre les joints des pavés.

Les bordures employées sont en marbre des carrières de Louvie et de Rébénacq. Elles ont une largeur de 0m,24 avec une hauteur de 0m,30. Elles sont taillées à la fine boucharde sur toute la face supérieure et sur une hauteur de 0m,18 d'un seul côté. La face latérale du côté de la voie présente un fruit de 0,015 sur sa partie taillée.

Les arêtes sont ciselées à l'exception de celle qui se trouve à la rencontre des deux faces taillées à la boucharde qui est arrondie suivant un rayon de 0m,01.

Les bordures sont placées sur un lit de mortier de 0m,05 dans une fouille qui permet d'établir une garniture en maçonnerie de 0m,08 à 0m,10 d'épaisseur depuis le fond de la fouille jusqu'au-dessous du béton du dallage des trottoirs et jusqu'au-dessous des caniveaux pavés.

Les formalités prescrites par la loi du 7 Juin 1845 et par le décret du 25 Mars 1852 ont été remplies, de sorte que tous les trottoirs ont été reconnus d'utilité publique. Chaque année le Conseil Municipal, après avoir voté un crédit, désigne les trottoirs sablés qu'il y a lieu de transformer en bitume ou en carreaux céramiques et la dépense de construction est répartie par parties égales entre la commune et les propriétaires riverains.

L'entretien demeure ensuite à la charge de la Ville.

Plantations.

Des plantations ont été faites sur diverses voies et sur la plupart des places publiques.

Les arbres d'alignement se composent de :

Platanes..........	au nombre de...........		955
Marronniers.......	id.	de...........	272
Ormeaux..........	id.	de...........	461
Érables...........	id.	de...........	160
Tilleuls...........	id.	de...........	300
Tulipiers..........	id.	de...........	20
Chênes...........	id.	de...........	19
Noyers d'Amérique.	id.	de...........	98
Robiniers........	id.	de...........	82
	Total.........		2.367 arbres.

En dehors de la voie publique, il existe dans les parcs, squares ou jardins publics une quantité d'arbres d'essences diverses, au moins égale à celle ci-dessus.

Les travaux pour arroser, tuteurer, tailler et élaguer les arbres sont exécutés par des jardiniers attachés au service de la voirie.

Tramways urbains.

Des omnibus desservaient la Ville. Ils ont été transformés en tramways à traction électrique, comprenant trois lignes qui traversent la Ville de l'Est à l'Ouest et du Nord au Sud.

La première part du boulevard Guillemin, route de Tarbes, et aboutit à la Croix du Prince en suivant les rues faisant partie des routes nationales nos 117 et 134, sur une longueur de 3.696 mètres.

La seconde a son point de départ à la villa Pompéï, route de Bordeaux, et son arrivée à la Nouvelle-Halle. Elle emprunte la route nationale N° 134 et les rues Montpensier et Serviez sur un développement total de 1.928 mètres.

Enfin la troisième ligne réunit la Halle-Neuve à la Gare du Midi par les rues Gambetta, Léon Daran, le Lycée, l'avenue de Barèges et l'avenue Léon Say sur une longueur ensemble de 1.260 mètres.

Une voie de service d'une longueur de 400 mètres environ a été posée sur l'avenue du Bois-Louis entre la Gare et l'Usine ou Station centrale des Tramways Urbains.

Cette Usine est établie sur un terrain que la Société Béarnaise des Tramways Urbains a acquis entre la rivière l'Ousse et les voies de la Compagnie du Midi.

Un feeder souterrain en cable armé amène la force d'énergie de l'Usine à la Nouvelle-Halle en parcourant l'avenue du Bois-Louis, le parc de la Gare, le boulevard des Pyrénées et une voie faisant partie de ses dépendances, les rues du Lycée, Gachet et Est de la Halle.

Le courant produit est ensuite lancé dans un conducteur aérien placé au-dessus ou à côté des voies et y est pris pour aller aux voitures au moyen d'un archet. Les rails servent de conducteur de retour pour ramener le courant à l'Usine.

Les conditions de conductibilité de la voie sont telles que la différence de hauteur de niveau électrique entre deux extrémités de la voie ou de ses sections est limitée au maximum de 5 volts.

Des croisements de voie, échelonnés sur tous les parcours, sont disposés de telle manière que le passage des voitures peut s'effectuer à des intervalles de cinq à six minutes.

Tramways Départementaux.

Des tramways départementaux, mus par la vapeur, sont en voie de construction. Quelques lignes sont destinées à réunir à la Ville les communes de l'arrondissement de Pau et partie des communes de l'arrondissement d'Oloron.

Le réseau qui intéresse la ville de Pau comprendra trois lignes allant :

1° De Pau à Lembeye et Garlin ;

2° De Pau à Pontacq ;

3° De Pau à Monein.

Les lignes de Lembeye et de Pontacq seront reliées à la Gare du Midi par un tracé venant de Bizanos, en empruntant une partie du Bois-Louis, après avoir franchi la rivière l'Ousse.

La ligne de Monein sera rattachée à la Gare du Midi par une voie qui suivra la rue du XIV Juillet, la place de la Monnaie et les avenues de la Gare et du Bois-Louis.

La ligne de pénétration en ville des tramways départementaux suivra les rues Bellocq et Castelnau. La Gare des voyageurs sera établie sur la Place de la République.

PARCS, SQUARES, JARDINS & PROMENADES

Les Parcs, Squares et Jardins compris dans la partie de la Ville agglomérée sont au nombre de huit, indépendamment des places publiques. Ils occupent une surface totale de 38ʰ,09ᵃ,19, se subdivisant comme il suit :

Parc National............................	Surface...	18ʰ,13ᵃ,36
Basse-Plante...	Id. ...	1ʰ,54ᵃ,74
Square St-Martin.................	Id. ...	50ᵃ, »
Jardin et lacets de descente vers la Gare. .	Id. ...	2ʰ,75ᵃ,50
Parc de la Gare........................	Id. ...	3ʰ,53ᵃ,80
Jardin Public...............	Id. ...	11ʰ,45ᵃ,79
Square du Palais de Justice..............	Id. ...	10ᵃ, »
Square de la Place Duplàa..............	Id. ...	6ᵃ, »
	Surface totale..........	38ʰ,09ᵃ,19

Parc National.

Cette promenade, située au Sud-Ouest de la Ville, est bordée au Sud par le canal de l'Usine à électricité de Billère, et se trouve, depuis l'établissement de la ligne du chemin de fer de Toulouse à Bayonne, séparée du Gave par ce canal et par la voie ferrée. Autrefois les hautes eaux du fleuve baignaient le pied du coteau sur lequel se trouve le Parc.

Celui-ci forme un long mamelon qui domine d'une hauteur de 32 mètres la vallée du Gave de Pau. La longueur du mamelon est de 1.200 mètres environ et sa largeur moyenne de 100 mètres.

Complanté de chênes à haute futaie et de hêtres d'une

belle venue, le Parc présente l'aspect d'une forêt ombreuse dont les nombreuses allées qui le sillonnent sont très appréciées surtout pendant les fortes chaleurs d'été.

De l'allée qui règne sur la crête du mamelon, la vue s'étend sur le village, sur les coteaux de Jurançon et de Laroin et vers les Pyrénées dont on aperçoit la chaîne sur une grande longueur.

Autour du mamelon et le long de la route de Bayonne, le Parc est formé de prairies dans lesquelles ont été plantés de nombreux et superbes conifères.

Le Parc formait jadis une dépendance du Château de Pau et il fait encore partie des biens de l'État, en vertu de la donation qui en fut faite à Louis XVIII, le 4 Janvier 1815, par une Société en faveur de laquelle, par suite de la mise en vente des biens nationaux, il fut adjugé par l'Administration centrale le 12 fructidor an IV.

Nous empruntons dans les recherches sur la ville de Pau par Louis Lacaze des renseignements très intéressants qui s'attachent à l'histoire du Parc National de Pau et nous les donnons ci-après.

Les circonstances dans lesquelles la Société avait acquis cette promenade sont les suivantes :

« La crainte bien fondée de voir cette commune privée de la » jouissance du Parc, par l'effet de quelque soumission, le désir de » lui conserver cette magnifique promenade et ce site enchanteur, » nous firent accueillir avec empressement l'idée que le citoyen » Laussat fils soumit à l'Administration de le soumissionner par » voie de souscription.

» Le prospectus fut dressé ; il fut envoyé à domicile chez tous les » citoyens avec invitation de souscrire ; cette mesure fut encore » étayée d'une proclamation en forme d'avertissement.

» Aussitôt que le nombre des souscripteurs parut suffisant, et » qu'il cessa de s'en présenter, on chargea deux souscripteurs de » suivre les opérations ultérieures.

» Le Parc fut ainsi soumissionné, et il en a été rendu compte aux » souscripteurs dans une Assemblée que nous convoquâmes dans le » lieu de nos séances le 12 nivôse dernier ; le premier et le second » sixième du quart payable en numéraire étaient déjà acquittés.

4.

» Les arrangements définitifs furent pris par les souscripteurs,
» pour le restant ; ils nommèrent six commissaires pour administrer
» cette possession.

» Si les formes et les difficultés des lois n'ont pas permis que
» nous ménageassions à la commune elle-même cette acquisition en
» toute propriété, nous nous félicitons du moins d'avoir saisi avec
» avidité et conduit à heureuse fin les moyens qui nous ont été
» ouverts de conserver une promenade qui fait depuis plusieurs
» siècles et l'admiration des étrangers et le délice des habitants. »

Une Assemblée générale des actionnaires ayant, le
4 Janvier 1815, délibéré à l'unanimité que la Société re-
nonçait à ses droits de propriété sur le Parc, et que
« Sa Majesté sera très humblement suppliée d'agréer cette
» renonciation comme un témoignage de leur respect, de
» leur amour et de leur dévouement pour sa personne et
» de leur inviolable attachement à son auguste famille »,
le duc de Gramont fut, le 15 du même mois, chargé de
présenter cette délibération au Roi qui accepta l'offre en
affirmant qu'il conservait aux habitants de Pau les mêmes
droits dont ils jouissaient sous les Rois, ses prédécesseurs,
et prenait à sa charge les frais d'entretien. A cet effet, il
donna l'ordre à l'Intendant de ses domaines d'en laisser le
libre accès au public et de le tenir dans le meilleur état.
(Lettre du duc de Gramont du 26 Janvier 1815.) Ces faits
sont consignés dans le registre des délibérations des actionnaires, déposé le 30 Avril 1827 aux archives de la Mairie,
où il est coté sous le n° M-11.

Un procès-verbal dressé sous les dates des 3 et 4 Novembre 1743, par M. de Vicq, Maître particulier des Eaux et
Forêts de Béarn, Navarre et Soule (Arch. Dép. E. 2352)
fait connaître dans quel état se trouvait le Parc à cette
époque.

Il eut pour résultat d'améliorer son aménagement ; mais
la Maîtrise des Eaux et Forêts voulut aller plus loin et
mettre le Parc en coupes réglées ; elle obtint à cet effet un
arrêt du Conseil du Roi du 4 Septembre 1758 et déjà des

adjudications avaient été faites, lorsque le 3 Octobre 1766 le Corps de Ville s'en émut et protesta en ces termes :

« M. de Salies-Duhau, député, a représenté qu'en exécution d'un
» arrêt du Conseil on a coupé, depuis 4 ans, quatre arpents de bois
» du Parc du Château Royal de Pau du côté septentrional de la
» nouvelle route de Bayonne, et que, relativement au même arrêt,
» on doit continuer de couper du bois à raison d'un arpent chaque
» année. Il résulte de cette opération un danger évident pour les
» voyageurs, parce que, le bois de haute futaie abattu, il se forme
» d'abord un taillis épais favorable aux embuscades des voleurs ;
» il y a eu des exemples de gens qui ont été arrêtés et volés par des
» scélérats qui s'étaient réfugiés dans ce taillis épais.

» Ce changement prive en même temps les habitants de cette
» Ville de la promenade la plus agréable. C'est avec douleur que
» l'on voit détruire un bois d'environ quarante arpents, situé à
» l'entrée de la Ville, qui forme une partie du dehors d'une Maison
» Royale à jamais respectable, puisqu'elle fut le berceau d'Henri le
» Grand, et qui, dans ce temps reculé, faisait les délices et le
» délassement des Princes de Béarn, comme il a fait depuis lors
» jusqu'à nous le plaisir de nos Seigneurs les Gouverneurs qui sont
» venus au Château, etc., etc.

» Sur quoi il a été arrêté unanimement que Monseigneur de
» Beaumont, Intendant des finances, qui a le Département des Eaux
» et Forêts, sera très humblement supplié, par les raisons ramenées
» ci-dessus, de faire révoquer l'arrêt du Conseil qui a ordonné la
» coupe du bois du Parc, auquel effet le Corps de Ville aura
» l'honneur de lui écrire, et de lui adresser copie de la présente
» délibération. Au surplus, qu'on écrira aussi à Monseigneur le Duc
» et à Madame la Duchesse de Gramont pour les supplier d'accorder
» à la Ville leur protection pour obtenir du dit Seigneur de Beaumont
» la révocation du dit arrêt du Conseil, dont l'exécution intéresse
» non seulement les habitants et les étrangers, mais plus particuliè-
» rement encore Monseigneur le Duc de Gramont, s'agissant des
» dehors du Château dont il a la pleine administration et la police
» en qualité de Gouverneur. »

Ces doléances furent favorablement accueillies en haut lieu, car d'un rapport fait par M. de Sallenave, subdélégué de l'Intendance, le 25 Septembre 1781, il résulte que les coupes prescrites par l'arrêt de 1758 ne s'exerçaient alors que sur les châtaigneraies de la Haute-Plante.

La Société des Actionnaires s'attacha à conserver au Parc

ses magnifiques arbres. En 1857 la liste civile acquit une partie des terrains longeant la route de Bayonne et en 1884, avec le concours financier d'un généreux donateur et de la ville de Pau, l'État fit l'acquisition de prairies longeant la route de Bayonne et le chemin de la plaine de Billère, à l'extrémité Sud-Ouest et au Nord du Parc, qui formaient enclaves et appartenaient à des particuliers. Ces terrains furent annexés au Parc.

Cette promenade, dont la ville de Pau peut à bon droit être fière, est par conséquent entretenue par les soins de l'État et les habitants de la Ville en ont la libre jouissance.

Basse-Plante.

La Basse-Plante est limitée au Nord par la rue d'Etigny et au Sud par les immeubles de la rue des Ponts. Elle réunit le Parc National au Château et forme une magnifique esplanade complantée de marronniers et de platanes d'une vigoureuse végétation qui, par l'ombre qu'ils projettent, rend la promenade très agréable pour les nombreux enfants qui y prennent leurs ébats.

M. Louis Lacaze donne sur la Plante (Basse) les renseignements ci-après :

Le qualificatif de *Basse* a été ajouté par l'usage au nom générique de Plante qui s'appliquait à toutes les dépendances du Château et pour distinguer cette promenade de la « *Haute-Plante* ». Elle est désignée dans le procès-verbal de M. de Vicq, du 18 Novembre 1743, sous les noms de *Jardin du Roi* et de *Parterre*.

Comprise dans les biens laissés à la disposition du Roi par la loi du 1er Juin 1791, elle fut, à ce titre, exclue de la vente des biens nationaux et considérée comme une promenade publique, ainsi que l'établit une délibération de l'Administration centrale du département en date du 8 brumaire an VII, qui autorisait son embellissement par des replantations d'arbres, conformément à un projet présenté par l'ingénieur Boizot.

En 1825, la Liste civile, tout en reconnaissant le droit de jouissance de la Ville, en revendiqua la propriété et une ordonnance royale du 12 Septembre 1826 intervint dans ce sens, auquel le Conseil municipal a acquiescé par délibération du 14 Mars 1827.

Cet état de choses, confirmé par une décision ministérielle du 22 Octobre 1832, règle encore aujourd'hui les rapports de la Ville et de l'État.

Dans un plan de la ville de Pau déposé aux Archives Nationales et dont une copie existe à la Mairie de Pau, elle porte le nom de *Promenade des Armelettes*.

De sorte que la Basse-Plante, comme le Parc, est une promenade dont l'entretien est à la charge de l'Etat et dont les habitants de Pau ont la jouissance.

Square Saint-Martin.

Ce Square entoure l'église St-Martin. Il est limité à l'Est, à l'Ouest et au Nord par les rues Adoue, de Gontaut-Biron et Henri IV. Au Midi il confronte au Boulevard des Pyrénées et forme une terrasse d'où la vue s'étend sur la chaîne des Pyrénées.

Le long des rues Adoue et de Gontaut-Biron existent de gracieuses allées bordées de pelouses sur lesquelles on a ménagé des plates-bandes et des corbeilles où les fleurs sont constamment renouvelées.

Les pelouses, du côté des rues précitées, sont plantées d'arbres de diverses essences, telles que : Marronniers, Cythises, Catalpas, Paulownias, Arbres de Judée, Lilas d'Inde, Tamarix, Sterculias, Mimosas Julibrissina, Koelreuterias, etc., etc.

Jardin et lacets de descente vers la Gare.

Une descente conduisant au Bois-Louis existait à l'extrémité Sud-Est de la Place Royale. Par délibération du 8 Septembre 1827, la Ville aliéna en faveur de M. Barrau le terrain en pente au Sud de la Place Royale et l'acquéreur s'engagea à entretenir cette descente. Plus tard, M. Barrau offrit de remplacer cet entretien par une somme annuelle de 20 francs et le Conseil Municipal, par délibération du 3 Mai 1867, accepta cette offre. Mais la Ville redevint propriétaire de l'immeuble Barrau en 1884 et cette convention n'eut plus sa raison d'être.

La Ville entretenait donc la descente vers le Bois-Louis depuis 1867 et cet entretien devint d'autant plus nécessaire que les lacets de cette descente donnèrent accès aux nombreux piétons qui se rendaient de la Ville à la Gare des Chemins de fer du Midi, construite en 1866 au droit du Bois-Louis, sur la rive gauche de la rivière l'Ousse.

Un jardin, dans lequel ont été tracés d'autres lacets, qui, sous des pentes variables, conduisent aussi de la Place Royale à la Gare du Midi, a été créé récemment sur un terrain dépendant de la partie de la propriété Dufau expropriée pour la construction du Boulevard des Pyrénées et de ses dépendances. Sur les pelouses de ce jardin ont été plantés de nombreux chamœrops. Ces palmiers forment, au centre du Jardin, en face de la Gare, un massif d'un pittoresque aspect.

L'allée supérieure du jardin, longeant le pied des arcades du Boulevard, est bordée de fusains, de noisetiers pourpres et d'érables négundo, arbustes à coloris varié qui produisent un effet gracieux.

Parc de la Gare.

Ce Parc est situé entre l'avenue Léon Say et le Bois-Louis. Il se compose de terrains acquis à l'amiable ou par voie d'expropriation, restés disponibles après la construction du Boulevard des Pyrénées et de ses dépendances.

Le sol affecte une pente dirigée vers le Sud dont la différence de niveau, sur une longueur de 150 mètres, est de 12 mètres. De nombreux et beaux arbres y sont plantés et les essences qui dominent sont les tilleuls, les platanes, les érables et les chênes.

Des remblais ont été exécutés dans certaines parties formant cuvette, mais il reste encore à approprier le Parc de la Gare suivant l'affectation qu'il conviendra de lui donner.

Jardin Public.

Le Jardin Public provient d'un superbe domaine où M. le Comte de Beaumont avait fait établir un parc dessiné par d'habiles paysagistes. Placé au Sud-Est de la Ville, ce jardin domine les vallées du Gave de Pau et de la rivière l'Ousse, et du magnifique plateau, qui comprend la presque totalité de la surface du Domaine, la vue s'étend au loin sur la chaîne des Pyrénées.

Le Parc Beaumont, avec ses beaux arbres et ses belles allées ombreuses, offrait un site charmant qui, au même titre que le Parc National, devait être conservé aux habitants de Pau. Aussi une Administration intelligente et soucieuse des intérêts de la Ville s'empressa-t-elle d'acquérir le Domaine aussitôt que les héritiers de Beaumont le mirent en vente. Cette acquisition fut faite suivant acte passé le 13 Mars 1878, pour la somme de 800.000 francs.

Le Palais d'Hiver a été construit dans le Jardin Public où on accède aujourd'hui par quatre larges voies : au Sud par le boulevard des Pyrénées, à l'Ouest par la rue du Lycée, au Nord par le boulevard Barbanègre et la rue Carrérot, à l'Est par le chemin de Batsalle qui le relie à la route de Tarbes et au boulevard d'Alsace-Lorraine.

Après la construction du Palais d'Hiver et du jardin à la française qui en forme la dépendance, il a été nécessaire de reconstituer le Jardin Public en mettant son ordonnancement en harmonie avec les voies nouvellement créées.

Le Jardin a été transformé suivant un plan dressé par M. Martinet, architecte-paysagiste, qui lui a conservé son caractère de Parc paysager tout en utilisant les beaux arbres existants.

La caractéristique du nouveau jardin consiste dans l'établissement d'une large avenue aux contours légèrement sinueux et à pente douce qui, faisant suite au boulevard des Pyrénées, passe au Sud du Palais d'Hiver, touche au chemin de Batsalle, au boulevard Barbanègre et à la rue Carrérot, contourne le jardin et revient, passant au Nord du Palais, à l'entrée de la rue du Lycée. Cette avenue constitue pour les voitures et les cyclistes une promenade agréable et variée d'un développement de 1.35o mètres que l'on peut parcourir plusieurs fois sans se lasser. Des trottoirs à l'usage des piétons bordent l'avenue.

Au centre du jardin, deux grandes allées existantes, dont les beaux ombrages étaient fort appréciés des promeneurs, ont été conservées et pour faciliter leur raccord, l'auteur du projet a placé à leur intersection un kiosque à musique, lequel a motivé un rond-point planté de tilleuls, où les piétons accèdent facilement par d'autres nombreuses allées tracées sous les ombrages d'anciens arbres bien venus dans cette partie du jardin.

Le grand espace gazonné situé vers le Nord-Est du Jardin se prêtait admirablement à la création d'un petit lac. Celui-ci a été établi ; alimenté par les eaux de la canalisation hydraulique, il donne naissance à un ruisseau ou ravine qui, après avoir serpenté dans la partie basse du Jardin, va se perdre sous l'avenue de Barèges.

Également, au Nord du jardin et en dehors de l'avenue circulaire, se trouvent plusieurs rangées de chênes faisant autrefois partie du Parc du Lycée. Ils ont été soigneusement conservés et dans le sous-bois, en terre-plein sablé, que forme cette futaie, les jeunes enfants prennent leurs ébats à l'abri des rayons du soleil, en dehors du mouvement des voitures.

Square du Palais de Justice.

Cette Promenade fut créée au moment de la construction du Palais de Justice. Placée au Sud de l'édifice, elle forme une esplanade sur laquelle on a établi deux petits squares quadrangulaires dessinés à la française et séparés par une allée centrale conduisant à l'entrée principale du Palais.

Les deux allées latérales aux squares sont bordées de tilleuls argentés.

Square de la Place Duplàa.

Situé au Nord du Palais de Justice, ce Square est traversé par la rue d'Orléans suivant une direction irrégulière par rapport à la disposition de la place de forme rectangulaire.

Au centre du Square, faisant face à la rue de Duplaà, la statue du général Bourbaki a été érigée le 15 Octobre 1899. De chaque côté du trottoir, en pavés de granit artificiel, qui entoure la statue, deux pelouses avec plates-bandes et macarons à fleurs ont été créées. Elles sont séparées de la voie publique par des contre-allées bordées de tilleuls.

L'espace triangulaire compris entre la rue d'Orléans et la façade Nord du Palais de Justice a été complanté de tilleuls argentés.

BOULEVARD DES PYRÉNÉES

La ville de Pau occupe une situation admirable à l'extrémité du plateau qui domine une large vallée dans le thalweg de laquelle le Gave dessine ses capricieux méandres et où sont blottis, au pied des coteaux, derrière les arbres, le village de Bizanos avec son château bâti sur un promontoire qui s'avance dans la vallée du Gave à sa rencontre avec celle de l'Ousse, les hameaux d'Uzos, de Mazères, de Lezons, le village de Gelos avec son Haras et le village de Jurançon avec son blanc clocher.

Au-dessus de la vallée du Gave profile un amphithéâtre de hautes collines boisées et peuplées de jolies villas. En arrière, à l'horizon, se dresse la majestueuse chaîne des Pyrénées dont on aperçoit de diverses parties de la Ville le sommet des pics les plus élevés couronnés de neige.

Par un temps clair, ce panorama des Pyrénées est féerique. Il n'en est guère en Europe qui puisse lui être comparé et cependant, en dehors du Parc National, les nombreux étrangers fixés à Pau par l'excellence de son climat et les habitants de la Ville ne disposaient que de la Place Royale pour admirer ce site enchanteur.

La Place Royale fut créée en 1688 sur l'emplacement de la maison de M. de Souye, mais cet emplacement ayant été considéré comme trop exigu, la place fut augmentée de terrains ayant appartenu à MM. de Blair, de Mesplès et de Jasses en 1700 et 1708, et, en vertu d'un décret rendu à Pau le 22 Juillet 1808 par Napoléon, elle fut agrandie et portée jusqu'à la rivière par l'acquisition faite le 24 Mai 1811 du jardin de M. de Mesplès, auquel fut jointe le 29 Décembre 1814 une parcelle de terre formant une dépendance de l'hôtel de Jasses.

La statue d'Henri IV, par Raggi, fut érigée en 1842 sur la Place Royale. Cette place et son annexe, la Petite Provence, formaient une belle terrasse en face la chaîne des Pyrénées. Mais sa longueur, 96 mètres environ, était insuffisante pour mettre en valeur les merveilleux effets produits par une aussi magnifique nature que celle qui se déroule en face de la Ville : aussi les édiles palois conçurent-ils le projet d'agrandir cette terrasse.

Le premier agrandissement eut pour objet d'établir à l'Ouest de la Place Royale un nouveau boulevard d'une longueur de 73 mètres et d'une largeur de 20 mètres, par la construction, dans des terrains acquis à M. Pédeucoig, d'un mur de soutènement plein d'une hauteur variant entre 7m,50 et 20 mètres.

Les travaux, soumis à l'adjudication le 12 Février 1856, furent exécutés en 1857 et en 1858. Ils donnèrent lieu à une dépense de 55.208f 09.

Le prolongement du Boulevard vers le Château entraînait la nécessité d'occuper des terrains de valeur dépendant de la Maison d'arrêt et de l'hôtel de Gontaut. Cela créait une difficulté ; elle fut levée par le transfert de la Maison d'arrêt au quartier Nord de la Ville, et par l'expropriation de la propriété de Gontaut dont l'emplacement avait été choisi pour édifier la nouvelle église St-Martin.

La décision du Jury, rendue le 21 Avril 1857, alloua une indemnité de 230.000 francs aux intéressés. Quelque temps après, la Ville acheta une bande de terrain de 153 mètres carrés à MM. Pédcucoig et Sempé pour souder le Boulevard existant aux terrains nouvellement expropriés, et on fut ainsi en mesure d'ouvrir, de 1860 à 1862, c'est-à-dire avant que l'église St-Martin fût construite, une voie de 7 mètres de largeur qui permit aux promeneurs de se rendre de la Place Royale au Château.

Cette voie, placée sur la crête du coteau en face de la chaîne des Pyrénées, obtint un succès complet dès les premiers jours de son ouverture, bien que sa construction présentât un caractère tout à fait provisoire. Aussi, après l'achèvement de l'église St-Martin, l'Administration municipale décida que le Boulevard reliant la Place Royale au Château serait établi d'une manière définitive.

La rédaction du projet et l'exécution des travaux furent confiés aux Ingénieurs des Ponts et Chaussées qui dressèrent aux dates des 6 et 12 Février 1869 le projet de la continuation du Boulevard jusqu'à la poterne du Château.

Le tracé se composait de trois alignements droits d'une longueur de.. 155^m,10

Reliés par trois courbes en arc de cercle d'une longueur de   94^m,16

DONNANT ENSEMBLE une longueur de...... 249^m,26

La différence de niveau entre les deux points extrêmes était de 7^m,87, occasionnant une pente moyenne de 0^m,0344 par mètre. La largeur prévue fut de 10 mètres.

De la poterne du Château jusqu'aux abords de la côte du Moulin, le Boulevard s'appuyait sur un mur de soutènement plein. Au-delà il devait être établi sur une série de seize voûtes en arc de cercle de 6 mètres de largeur, surbaissées au sixième.

Un garde-corps en fonte, dans lequel on ménageait, à des intervalles égaux, dix dés en pierre, devait être posé sur des plinthes en pierre de taille couronnant les murs de soutènement.

La côte du Moulin était franchie au moyen d'un pont biais de forme elliptique.

Enfin une tourelle élégante fut projetée à la rencontre du nouveau Boulevard et de la terrasse existante.

Telles furent les dispositions adoptées par les Ingénieurs. Les travaux, qui donnèrent lieu à une dépense de 93.590^f 79, furent exécutés en 1871.

A partir de cette époque, la promenade s'étendait, à l'Ouest de la Place Royale, jusqu'à l'extrémité du Parc National, sur une longueur de 1.800 mètres, sans solution de continuité, en occupant toujours la crête qui domine la vallée du Gave de Pau.

A l'Est, la Ville possédait le Parc Beaumont dont l'acquisition avait été faite en vue de la construction d'un boulevard devant relier ce Domaine à la Place Royale.

Un projet de voie fut étudié dans des conditions modestes sur la partie déclive du coteau, mais, ne répondant pas aux conditions qu'on était en droit d'espérer, on n'exécuta pas les travaux projetés. Il fallait, en effet, réunir le Parc Beaumont à la Place Royale par un large boulevard placé sur la crête du coteau où se trouvaient des jardins et des parcs dépendant de superbes hôtels, dont l'un d'eux, celui de Cazenave de La Roche, occupait un emplacement situé sur le tracé lui-même. Ces circonstances présentaient de sérieuses difficultés à vaincre, et cependant, attendre plus longtemps, c'était s'exposer à voir augmenter ces difficultés par suite de la construction de nouveaux hôtels qu'on pouvait élever d'un moment à l'autre sur de magnifiques terrains. D'un autre côté, l'opinion publique se prononçait avec énergie en faveur de l'établissement du Boulevard.

L'Administration municipale résolut donc de mettre en exécution les désirs exprimés, mais avant d'entreprendre une œuvre aussi considérable, elle désira s'entourer des conseils de M. Alphand, directeur des travaux de la ville de Paris, et le concours de cet éminent Ingénieur lui fut acquis grâce à l'heureuse influence de M. Léon Say, député de la première circonscription de Pau.

M. Alphand indiqua le tracé à suivre. En même temps il développa, dans un rapport du 15 Avril 1891, les considérations qui militaient en faveur de l'exécution du Boulevard, et, en 1892, un projet fut dressé conformément aux indications que M. Alphand avait bien voulu donner.

Ce projet, soumis aux enquêtes prescrites par le titre I de la loi du 3 Mai 1841, donna lieu à un décret rendu le 19 Janvier 1893 qui déclara d'utilité publique le Boulevard des Pyrénées et ses dépendances.

Le plan général et l'état parcellaire des propriétés à acquérir furent dressés. L'Administration entra aussitôt en négociations avec les propriétaires en vue de la cession des terrains, mais elles n'aboutirent qu'en ce qui concerne l'hôtel Cazenave de La Roche, acquis à l'amiable suivant acte passé le 7 Mai 1894. Quant aux autres propriétés, au nombre de dix, il fallut recourir à l'expropriation et on dut par conséquent poursuivre les formalités ordonnées par la loi du 3 Mai 1841. Le Jury rendit ses décisions dans ses séances du 13 au 17 Mars 1894 inclus, et les expropriations, ainsi que l'acquisition faite à l'amiable, occasionnèrent une dépense de 988.947^f,15 se décomposant de la manière suivante :

Indemnités aux propriétaires et aux locataires des immeubles expropriés . . . . 728.182^{f}85

Acquisition amiable de la propriété Cazenave de La Roche . . . . 240.000 »

Frais afférents aux expropriations et à l'acquisition à l'amiable, honoraires, etc. 20.764 30

TOTAL ÉGAL . . . . 988.947^{f}15

Le projet définitif de la Section Est du boulevard des Pyrénées, dressé en Mai 1894, reçut l'approbation ministérielle le 16 Juin 1894. Le 19 du même mois, M. le Préfet approuva ce projet sous réserve de quelques modifications indiquées par M. le Ministre, et les travaux furent soumis à l'adjudication le 28 Juillet 1894.

Ces travaux ont eu pour objet la construction :

1° D'un Boulevard partant de la Place Royale, à l'angle Sud-Ouest de l'Hôtel de France, et aboutissant au pont à établir sur la route départementale n° 4 ;

2° D'une voie reliant l'ancienne côte du Lycée à la Gare des Chemins de fer du Midi.

Le Boulevard se compose de trois alignements droits d'une longueur
de... $191^m,41$
raccordés par deux courbes en arc de cercle de 800 et
de 2.200 mètres de rayon, développant une longueur de $374\ 55$

Longueur totale.......... $565^m,96$

A l'origine, le Boulevard présente une pente de $0^m,00675$
par mètre sur une longueur de $406^m,08$, ce qui produit
un abaissement de................................. $2^m,74$

Il se relève ensuite vers le Jardin Public suivant des
rampes variant de $0^m,007$ à $0^m,03$ par mètre sur une
longueur totale de $159^m,88$, ce qui amène une élévation
de... $3\ 59$

Il résulte définitivement de ces dispositions que le Boulevard s'élève de................................. $1^m,85$

Le chemin de la Gare est formé de deux alignements droits
d'une longueur de.............................. $143^m,44$
réunis par deux courbes de 50 et 1.200 mètres de rayon
ayant ensemble une longueur de.................. $237\ 25$

Longueur totale............. $390^m,69$

Le profil en long présente une rampe moyenne de $0^m,05$
par mètre. L'élévation est de.................... $19^m,04$

Le mur de soutènement qui se développe au Sud du Boulevard est établi sur 48 arceaux de 6 mètres d'ouverture chacun, formant 8 groupes séparés par des piles culées de $2^m,50$ de largeur, et chaque groupe est composé de six voûtes en plein cintre reposant sur des piles de $1^m,50$ de largeur aux naissances. Ces largeurs auraient été un peu fortes s'il se fut agi d'un viaduc, mais au contraire elles paraissent convenir pour un ouvrage comme le Boulevard qui supporte à sa partie supérieure les Hôtels et les terrasses des propriétés riveraines dont il forme le soubassement.

De part et d'autre du mur sur arceaux s'étendent des murs de soutènement pleins.

Les piles des arceaux sont en moellons de grès calcarifères à bossages. Les bandeaux des voûtes sont formés de pierres calcaires taillées à la pointe et les tympans, ainsi que les parements vus des murs de soutènement, sont exécutés en moellons bruts mosaïqués.

Le premier rouleau des voûtes, sur une épaisseur de 0m,40, est construit en moellons assisés, tandis que la maçonnerie d'accompagnement jusqu'à l'extrados est faite en moellons bruts préparés pour être rangés en voûte.

Des masques en maçonnerie de moellons bruts, d'épaisseur variable, ont été construits derrière les arceaux, à 7m,50 en arrière du bandeau des voûtes. Ces masques, destinés à retenir les remblais du Boulevard, reposent sur des arcs de cercle établis eux-mêmes sur les piles du Boulevard.

Le mur sur arceaux et le mur plein sont couronnés d'une plinthe en pierre de taille sur laquelle règne un garde-corps ajouré en fonte semblable à celui de la Place Royale et de la partie Ouest du Boulevard. Des dés en pierre rompent l'uniformité de la balustrade en fonte. Ils sont placés d'abord sur chaque pile culée, ensuite sur les piles ordinaires par séries de deux arceaux. Sur chaque pile culée se trouve un beau candélabre portant une lampe électrique à arc.

Le Boulevard comprend sur toute sa longueur une voie carrossable de 7m,50 de largeur, avec un trottoir au Nord d'une largeur uniforme de 2m,50. A l'origine, près de la Place Royale, sur une longueur de 110 mètres, le trottoir Sud a une largeur de 14 mètres. Il se raccorde au moyen d'un mur formant quart de cercle avec un trottoir de 5 mètres de largeur qui se poursuit jusqu'à la rencontre d'un escalier à marches de granit descendant vers l'avenue Léon Say.

Les différentes couches de terrains rencontrées pour l'implantation des fondations affectent la forme générale de cuvettes emboîtées les unes dans les autres. La première couche est faite de terre végétale et de remblais de transport, la deuxième est formée de terre sablonneuse et de cailloux friables, la troisième se compose d'un banc épais et uniforme de marne dure, incompressible, qui constitue un bon sol de fondation.

Ces couches partent du plateau supérieur à la Place Royale, vont descendant jusqu'à l'ancien hôtel Cazenave de La Roche où elles disparaissent, pour revenir à la hauteur de la côte du Lycée au droit de l'Hôtel Beau-Séjour.

Au-delà de cet Hôtel, vers l'avenue de Barèges, le sous-sol se compose de gravier et de sable humide indélayable et incompressible pouvant supporter une forte charge permanente. Aucune difficulté n'a été rencontrée sur cette partie du Boulevard pour implanter les fondations.

Il en a été autrement sur les propriétés dépendant autrefois des hôtels Cazenave de La Roche, Lawrance et Mello de Cadaval. Le ravin creusé par la nature en ce point comprend des rognons de poudingue inégaux à formes creuses et variables, présentant des poches profondes remplies d'un diluvium argileux sans consistance. Il était impossible d'asseoir les piles du Boulevard sur ce terrain ; il était difficile, étant donné la forme irrégulière du poudingue, d'atteindre le solide, d'ailleurs révélé à de grandes profondeurs par les sondages, et dans ces conditions on a bâti les piles de l'ouvrage sur des files de pieux dont la tête a été noyée dans un empâtement en béton de chaux hydraulique.

Les pieux ont pris des fiches de différentes longueurs dont quelques-unes atteignent 15 mètres. Les sabots des pieux de ces dernières fiches se trouvent en contrebas du lit du Gave de Pau et le Boulevard lui-même est placé à 32 mètres au-dessus de la rivière.

Les diamètres ont été calculés en raison de la longueur des pieux et ces derniers ont été placés en nombre suffisant pour qu'ils puissent supporter sans fléchir et sans s'écraser le poids considérable qui pèse sur eux. Enfin les pieux ont

5.

été battus au refus absolu au moyen d'une sonnette à vapeur. Nous nous sommes servi, pour constater ce refus, sans en dépasser la limite, d'une formule qui nous fut indiquée par M. l'Ingénieur en chef Cadart. Elle est représentée par l'expression suivante :

$$\frac{B\,H}{6\,e} \times \frac{B}{B+P} \geq 40.000^{\text{ kg}},\text{ dans laquelle :}$$

B représente le poids du mouton en kilogr. ;

P le poids du pieu en kilogr. ;

H la hauteur de chute en mètres ;

e l'enfoncement par coup de mouton également en mètres.

Le Boulevard est rattaché au Jardin Public par un pont à tablier d'acier, de forme trapézoïdale, établi sur la patte d'oie formée à la rencontre de l'avenue de Barèges, de la rue de Bizanos et de l'avenue Léon Say. Ce tablier est supporté par deux culées à parements de pierre de taille, et par trois colonnes en fonte réunies par des poutres transversales ou chevêtres, sur la hauteur desquelles prennent appui les poutres longitudinales. Ces dernières sont au nombre de quatre espacées de 2m,728 et leur dessous est disposé suivant la pente de l'avenue de Barèges.

Le contreventement de l'ouvrage est réalisé à l'aide de pièces de pont de 1m,5o, de deux files de longerons placées au milieu de l'intervalle qui sépare les poutres et par un platelage en tôles embouties en acier.

Le pont a une largeur totale de 11 mètres comprenant deux trottoirs en pavés de granit artificiel de 2 mètres de largeur chacun et d'une chaussée de 7 mètres pavée en bois de pin des Landes.

Les travaux de construction du Boulevard ont donné lieu à une dépense de..........................	662.684'74
Ceux du pont à tablier métallique à celle de........	95.617 12
Si on y ajoute la somme payée pour les acquisitions des terrains qui s'élève à..............	988.947 15
On trouve que le Boulevard, section Est, et ses dépendances, ont occasionné une dépense totale de	1.747.249'61

Nous avons indiqué dans leur ensemble les dispositions qui ont été adoptées pour l'établissement du Boulevard dans sa partie comprise entre la Place Royale et le Jardin Public. Sa longue série d'arcades lui donne l'aspect d'un magistral viaduc et à sa vue on ressent bien cette impression si aimablement définie dans une Notice sur Pau et les excursions Pyrénéennes par le distingué Inspecteur divisionnaire de la Société Française d'Archéologie. Nous ne résistons pas au plaisir que nous avons de citer les quelques mots élogieux que M. Adrien Planté a voulu adresser à la ville de Pau et à sa Municipalité. Les voici :

« La ville de Pau est assez connue pour que nous n'ayons pas à » insister, dans cette nouvelle édition, sur ses mérites. Comme » Station hivernale, sa renommée n'est plus à faire. A toutes les » ressources qu'elle offre aux étrangers, à tous les charmes dont la » nature l'a enrichie est venu s'ajouter l'achèvement du Boulevard » des Pyrénées avec son Palais d'Hiver dont nous avons parlé dans » notre précédente Notice.

» Comme nous le disait un économiste éminent, enthousiasmé par » le splendide panorama qui se déroule devant cette incomparable » terrasse :

« Cette intelligente mise en valeur des ressources naturelles de ce » beau pays fait le plus grand honneur à la Municipalité qui en a eu » la conception grandiose ! »

Il était utile que la promenade pour voitures et pour piétons qui relie le Jardin Public à la Place Royale se prolongeât sur toute la face Sud de la Ville, mais la partie de boulevard construite en 1871, entre la poterne du Château et la rue Adoue, n'avait pas une largeur suffisante pour qu'on puisse y établir une voie carrossable en même temps que de larges trottoirs pour assurer une importante circulation de piétons.

Il a donc été nécessaire de modifier l'état des lieux. Un projet a été dressé dans ce sens le 4 Décembre 1897 et les travaux ont été soumis à l'adjudication le 20 Août 1898.

Le tracé permet de donner au Boulevard une largeur minimum de 15 mètres. L'élargissement se fait du côté du

Midi ; il est de 5 mètres entre la poterne du Château et le milieu de l'Hôtel Gassion et de 11 mètres au droit de l'axe du square St-Martin.

La largeur de 15 mètres est divisée de la manière suivante :

Trottoir Sud...... Largeur....	5^m	
Voie carrossable.. Id.	7	Ensemble... 15 mètres.
Trottoir Nord.... Id.	3	

Au droit du square St-Martin, le trottoir Nord a une largeur variable ; elle atteint 11 mètres en un certain point, ce qui permet d'y créer une petite place ensoleillée et fort recherchée en hiver, parce qu'elle est en même temps à l'abri des courants froids du Nord.

Le Boulevard, d'une longueur de $237^m,30$, présente en plan horizontal un alignement droit de $104^m,90$ de longueur, une courbe en arc de cercle de 500 mètres de rayon et d'un développement de $76^m,50$, suivie d'une portion de courbe dirigée dans le même sens que l'arc de cercle précédent, dont le rayon est de 6.000 mètres et la longueur de $55^m,90$.

L'étude du profil en long a été faite en vue de supprimer une cuvette que l'on rencontrait un peu avant l'entrée du Château. A son origine, l'axe de la voie carrossable est à la cote $198^m,12$ et à son extrémité à la cote $204^m,98$.

La différence de niveau ($6^m,86$) qui existe entre les deux points extrêmes est rachetée au moyen des rampes ci-après :

Rampe de $0^m,018$ par mètre sur $27^m,90$	Élévation. .	$0^m,50$
Id. de 0 023 Id. sur 40 00	Id. ...	0 92
Id. de 0 028 Id. sur 50 00	Id. ...	1 40
Id. de 0 034 Id. sur 114 40	Id. ...	3 89
Id. de 0 030 Id. sur 5 00	Id. ...	0 15
TOTAUX .... $237^m,30$		$6^m,86$

Les considérations architecturales qui nous ont guidé dans la rédaction du projet sont les mêmes qui ont servi de base à la construction du Boulevard, section Est, avec cette différence que chaque groupe d'arceaux entre les piles culées est de trois au lieu de six. En outre les plinthes du garde-corps sont supportées par des modillons qui donnent un peu plus de relief à l'ouvrage.

Les sondages exécutés à ciel ouvert, afin de déterminer le niveau convenable à l'implantation des fondations, avaient permis d'établir la représentation géologique du sol. Les différentes couches rencontrées se composent de terres végétales, de quelques remblais faits de main d'homme et de terrains sablonneux mélangés de cailloux sous lesquels on rencontre presque uniformément à la cote 184m, c'est-à-dire à 17m en moyenne au-dessous du niveau du Boulevard, des couches de roche marneuse et de poudingue inattaquables au pic et à la pioche.

Les piles du Boulevard ont été implantées sur ces couches après s'être assuré, au moyen de sondages faits avec une barre à mine, que leur épaisseur était plus que suffisante pour y asseoir en toute sécurité les fondations.

Les travaux du Boulevard ne sont pas complètement terminés, mais ils touchent à leur fin et on peut prévoir que l'estimation du projet, s'élevant à 210.000 francs, y compris une somme de 23.051f 45 pour cas imprévus, ne sera pas dépassée.

Il suffit de faire la traversée de la Place Royale pour qu'une voie carrossable règne sur toute la longueur du Boulevard des Pyrénées, mais la grille du Château forme le point terminus de cette voie. Or il convient de la prolonger jusqu'à la place Gramont par l'allée Est du Palais National, en jetant un pont sur le ravin du Hédas et en exhaussant la rue de Guiche. Une conférence entre les services compétents a été ouverte au sujet de la traversée du Domaine de l'État, et il faut espérer qu'elle produira un bon résultat, car l'exécution des travaux prévus permettrait d'établir une belle promenade entourant la Ville, d'une longueur de près de 7 kilomètres où pourraient aisément circuler voitures, automobiles, cyclistes et piétons.

Cette promenade emprunterait tout ou partie des voies et places ci-après : Allée Est du Château, pont et rue de Guiche, place Gramont, rue d'Etigny, route de Bayonne, avenue Gaston Phœbus, route de Bordeaux, boulevard d'Alsace-Lorraine, chemins de Batsalle, avenue Sud du Jardin Public, pont Oscar II et tout le Boulevard des Pyrénées.

Mars 1900.

L'Ingénieur-Voyer,

Directeur des travaux d'assainissement et d'embellissement de la Ville,

LARREGAIN

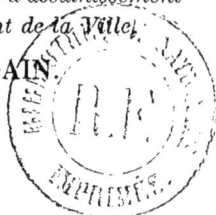

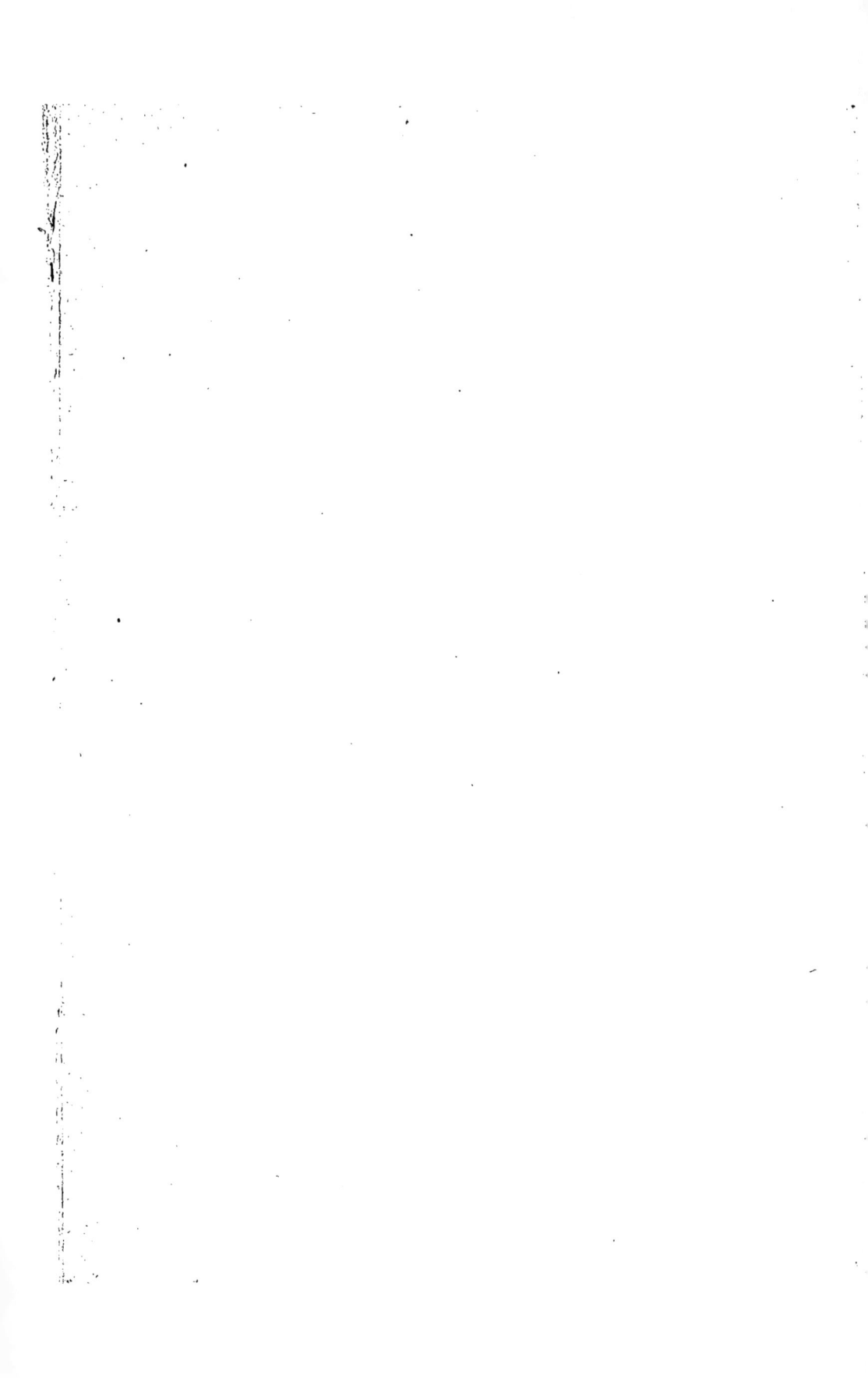

www.ingramcontent.com/pod-product-compliance
Lightning Source LLC
Chambersburg PA
CBHW050624210326
41521CB00008B/1369